LES MEILLEURES RECETTES

MOINS DE SUCRE

—

LAROUSSE

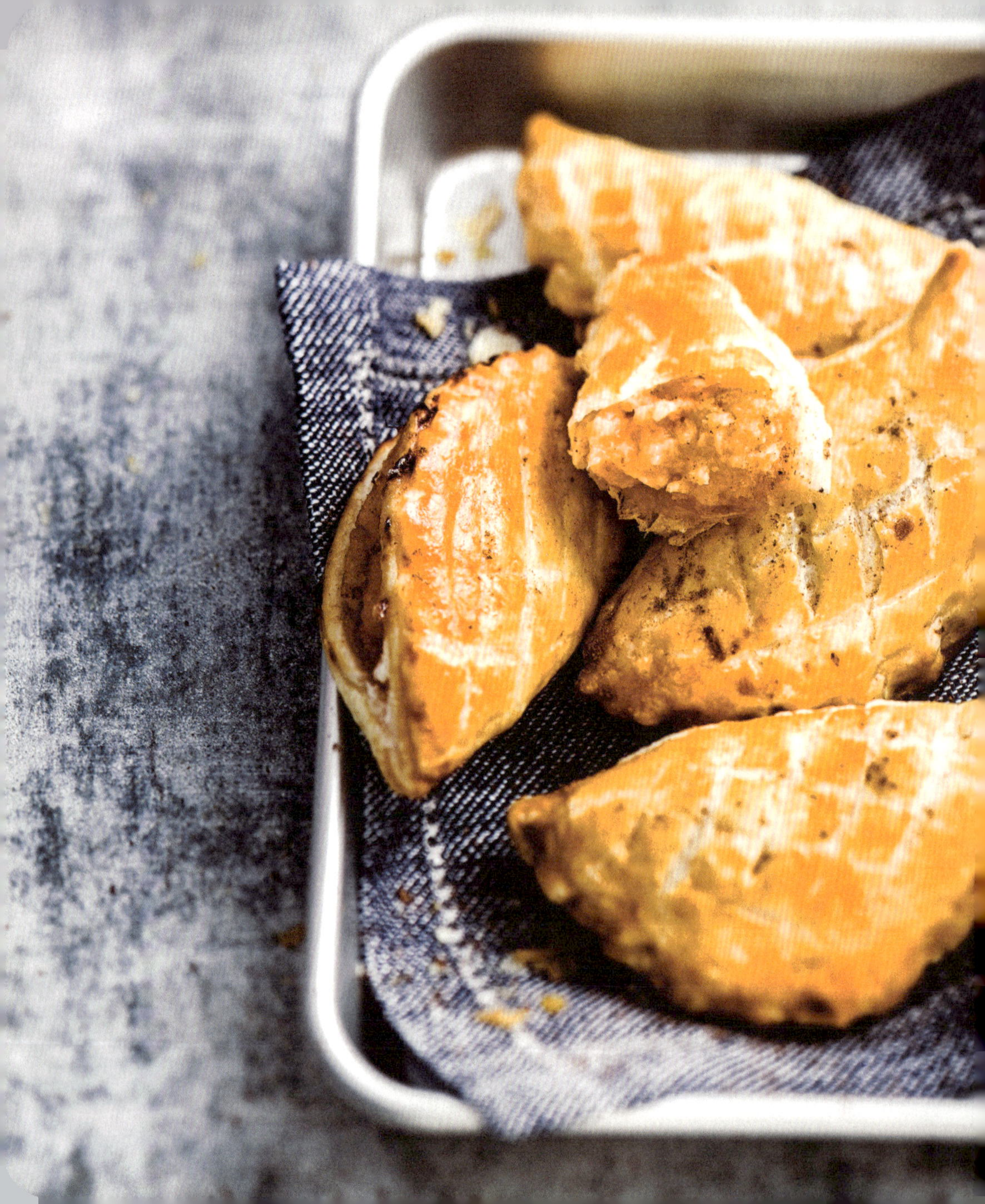

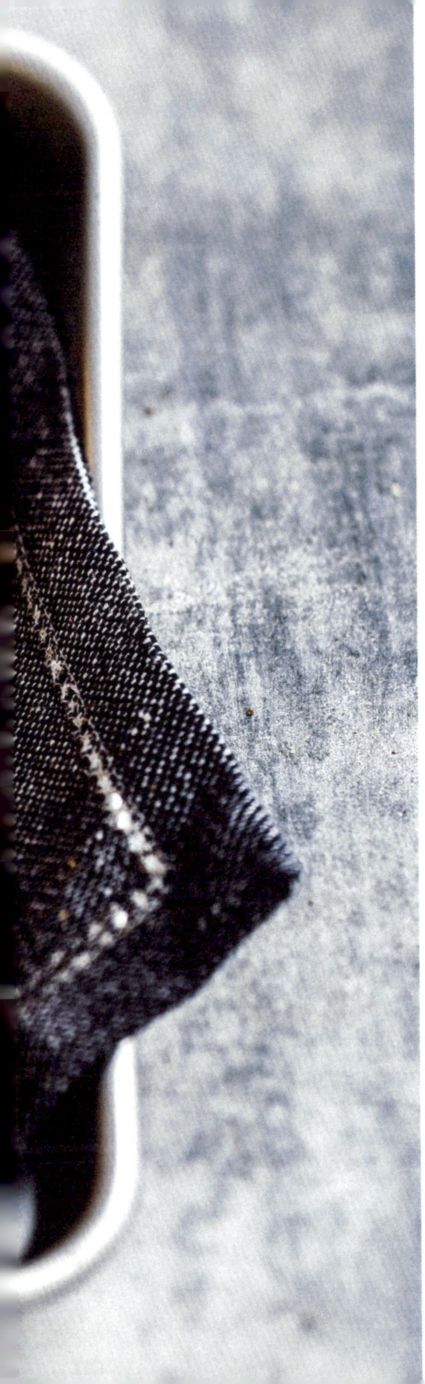

SOMMAIRE

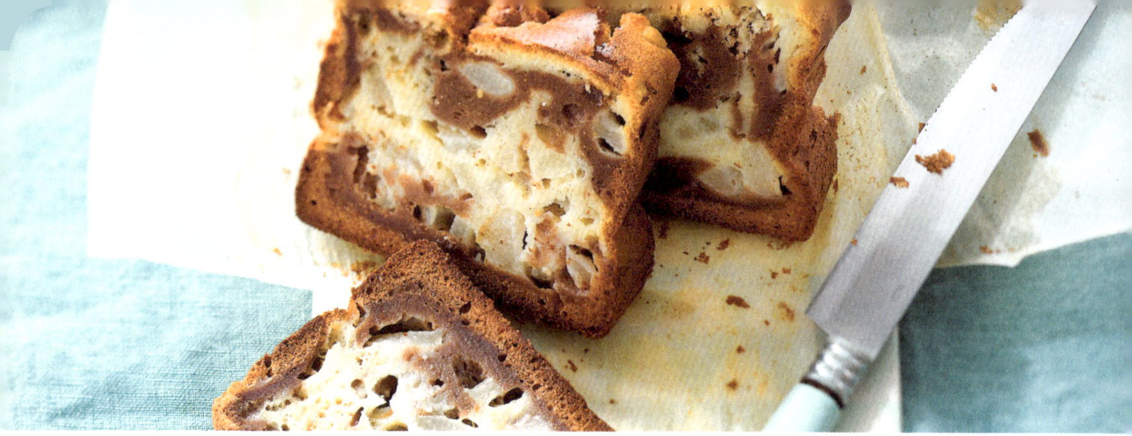

GÂTEAUX TROP BONS

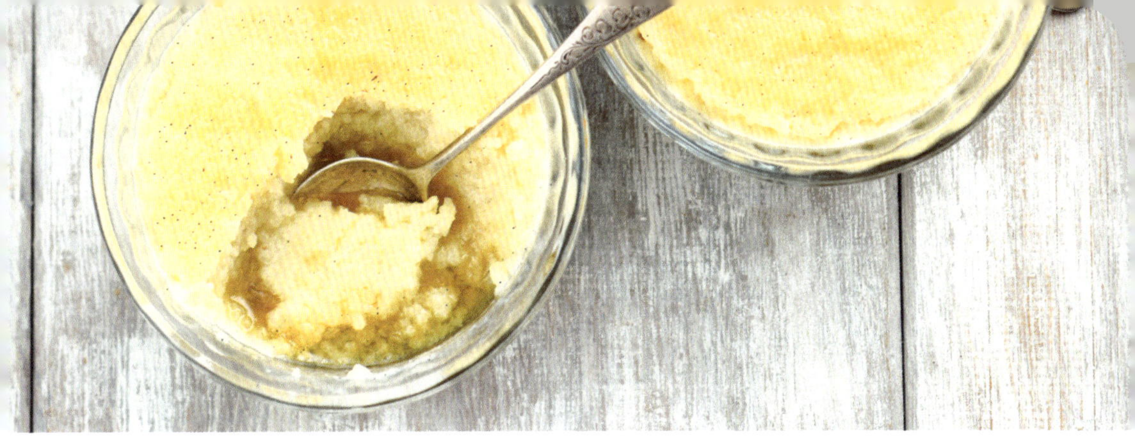

QUATRE-QUARTS ALLÉGÉ

POUR 8 PERSONNES

Préparation : 10 min
Cuisson : 30 min

3 œufs
60 g de stévia
150 g de farine
1 c. à café de bicarbonate de soude
15 cl de crème liquide à 12 % de MG

1 Mélangez les œufs et la stévia. Ajoutez la farine, le bicarbonate et la crème.

2 Versez la pâte dans un moule à manqué et enfournez 30 min à 170 °C.

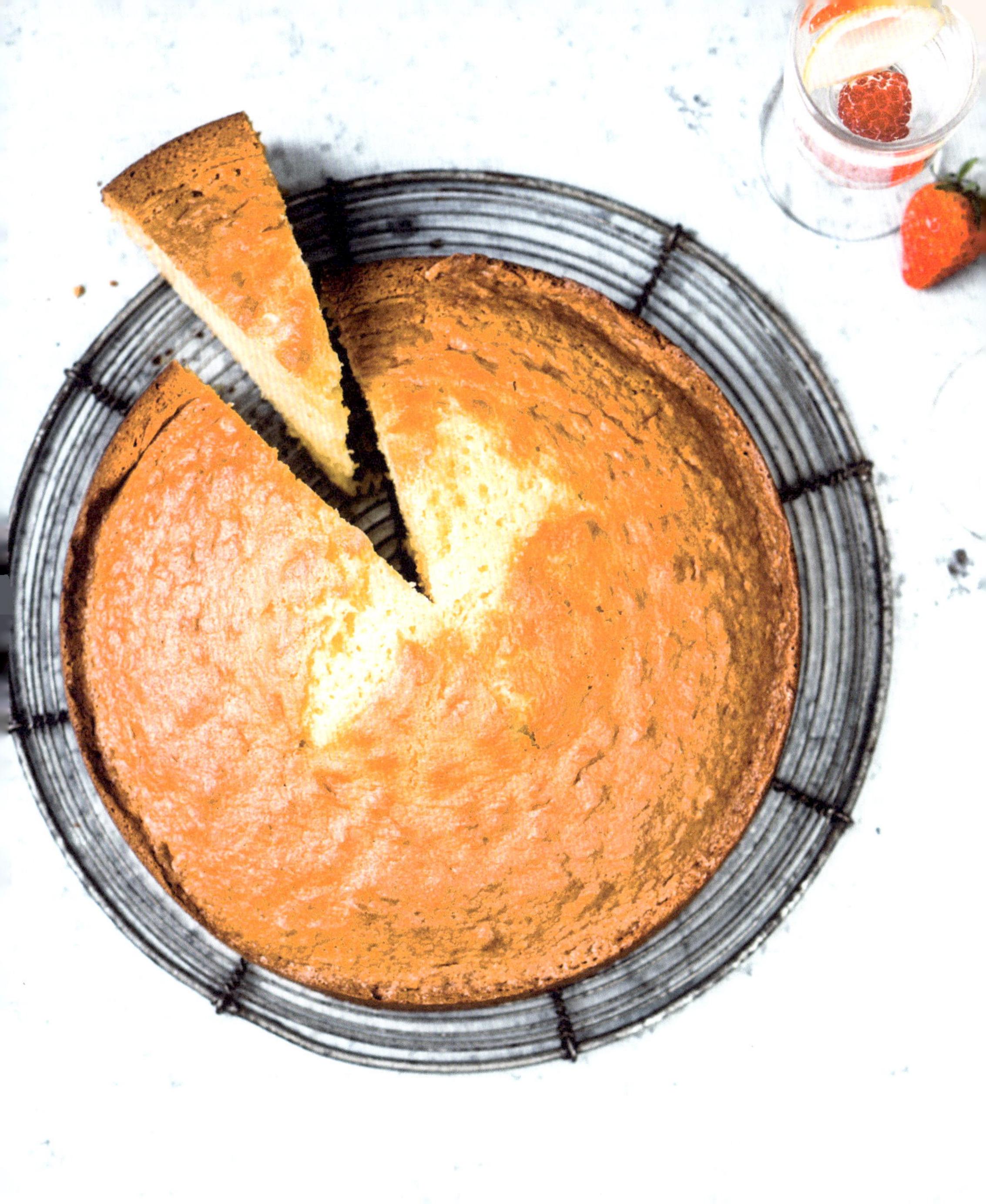

MOELLEUX AU CITRON

POUR 8 PERSONNES

Préparation : 15 min
Cuisson : 15 min

3 œufs
80 g de sirop d'agave
60 g de farine
60 g de fécule de maïs
1 sachet de levure chimique
2 citrons
1 c. à café de bicarbonate de soude
30 g de crème fraîche à 15 % de MG
1 pincée de sel

1 Préchauffez le four à 180 °C. Mélangez les jaunes d'œufs avec le sirop d'agave. Ajoutez la farine, la fécule, la levure, le zeste de 1 citron et le jus des 2 citrons. Mélangez et ajoutez le bicarbonate et la crème.

2 Montez les blancs d'œufs en neige ferme avec le sel puis incorporez-les délicatement au mélange précédent.

3 Versez la pâte dans un moule à manqué de 24 cm de diamètre et enfournez 15 min. Démoulez et laissez refroidir avant de servir.

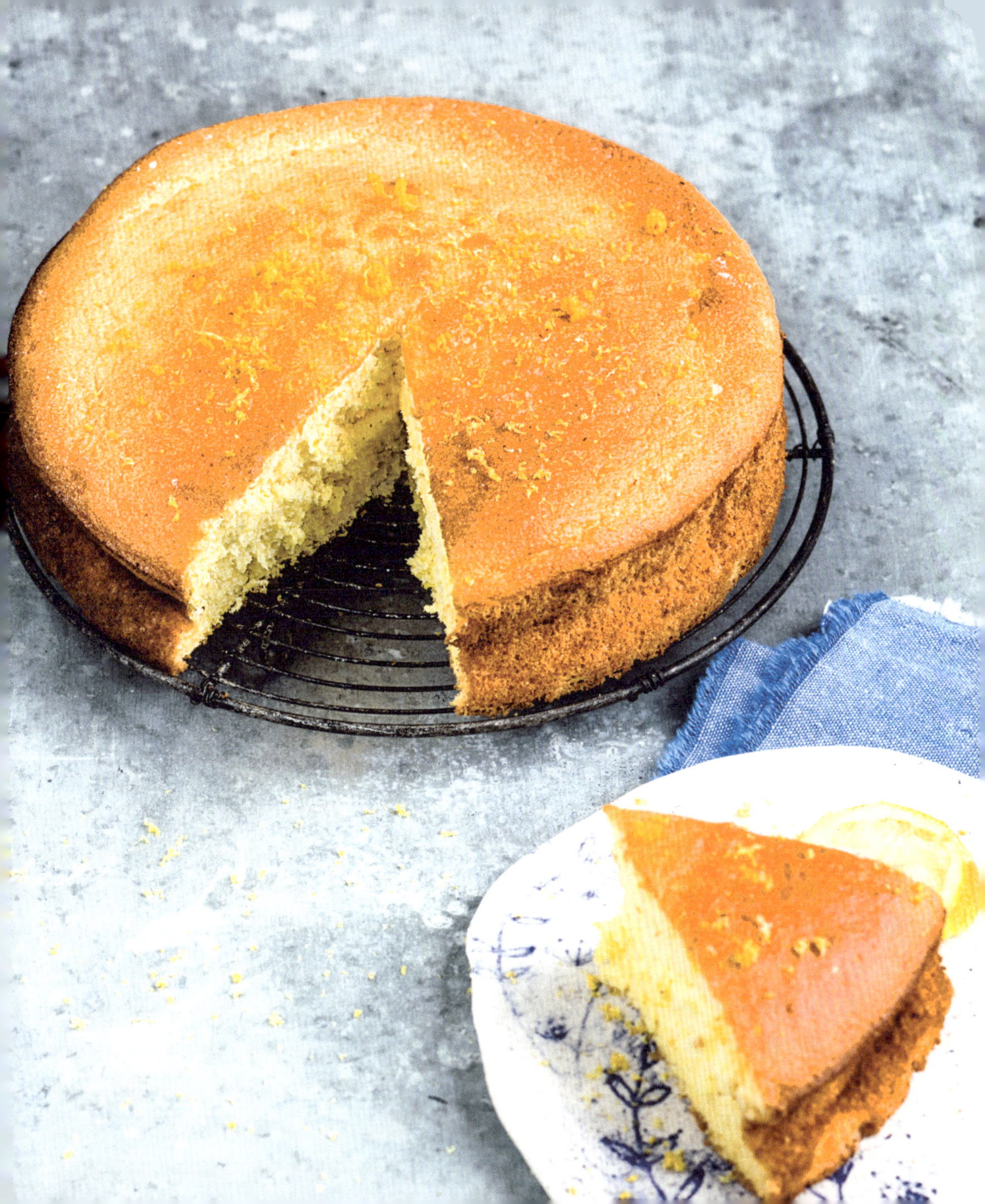

MOELLEUX POIRES-CHOCOLAT

POUR 8 PERSONNES

Préparation : 20 min
Cuisson : 35 à 40 min

90 g de chocolat noir à 54 % de cacao
30 g de margarine végétale à 60 % de MG
50 g de crème fraîche à 15 % de MG
3 œufs
100 g de farine
40 g de fécule de maïs
1 sachet de levure chimique
1 c. à café de cacao amer en poudre
3 poires épluchées, en dés

1 Préchauffez le four à 180 °C. Faites fondre le chocolat et la margarine au bain-marie.

2 Mélangez la crème et les œufs battus. Incorporez la farine, la fécule, la levure et le cacao.

3 Ajoutez les poires puis versez la préparation dans un moule à manqué de 24 cm de diamètre et enfournez 30 min. Démoulez et laissez refroidir avant de servir.

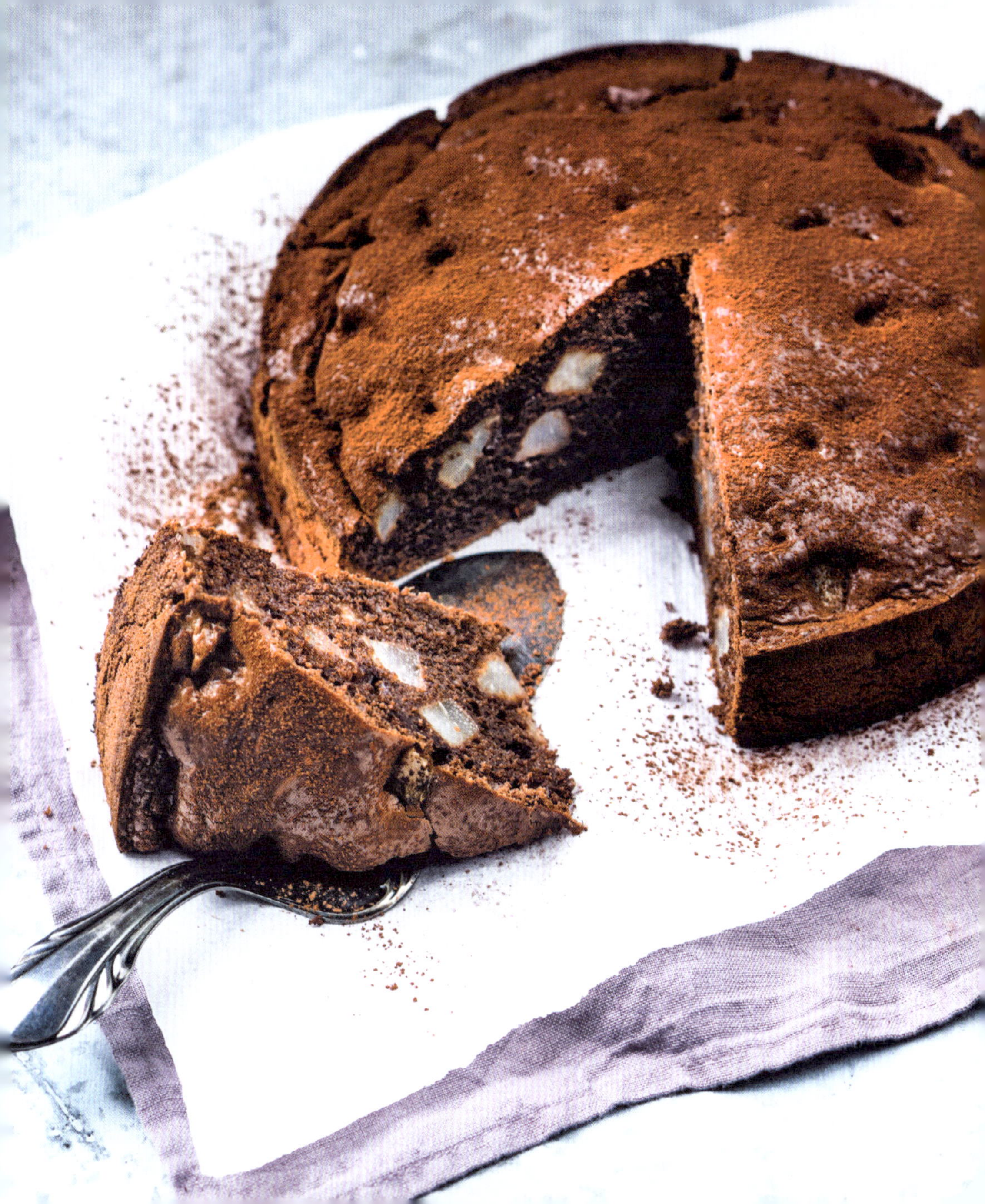

GÂTEAU
AU RAISIN NOIR

POUR 6 À 8 PERSONNES

Préparation : 15 min
Cuisson : 1 h 40

1 l de jus de raisin noir
100 g de farine
1 sachet de levure chimique
100 g de noisettes en poudre
3 œufs
100 g de beurre fondu
1 yaourt nature
20 g de noisettes concassées

1 Versez le jus de raisin dans une casserole et faites-le réduire jusqu'à ce qu'il ait une consistance sirupeuse (environ 1 h). Préchauffez le four à 180 °C.

2 Mélangez la farine, la levure et les noisettes.

3 Dans un autre récipient, mélangez les œufs, le beurre, le sirop de raisin et le yaourt. Ajoutez le mélange à la farine.

4 Versez la pâte dans un moule à manqué de 22 cm de diamètre beurré et fariné. Décorez le dessus de noisettes.

5 Enfournez 40 min. Si le dessus du gâteau dore trop vite, couvrez-le d'aluminium.

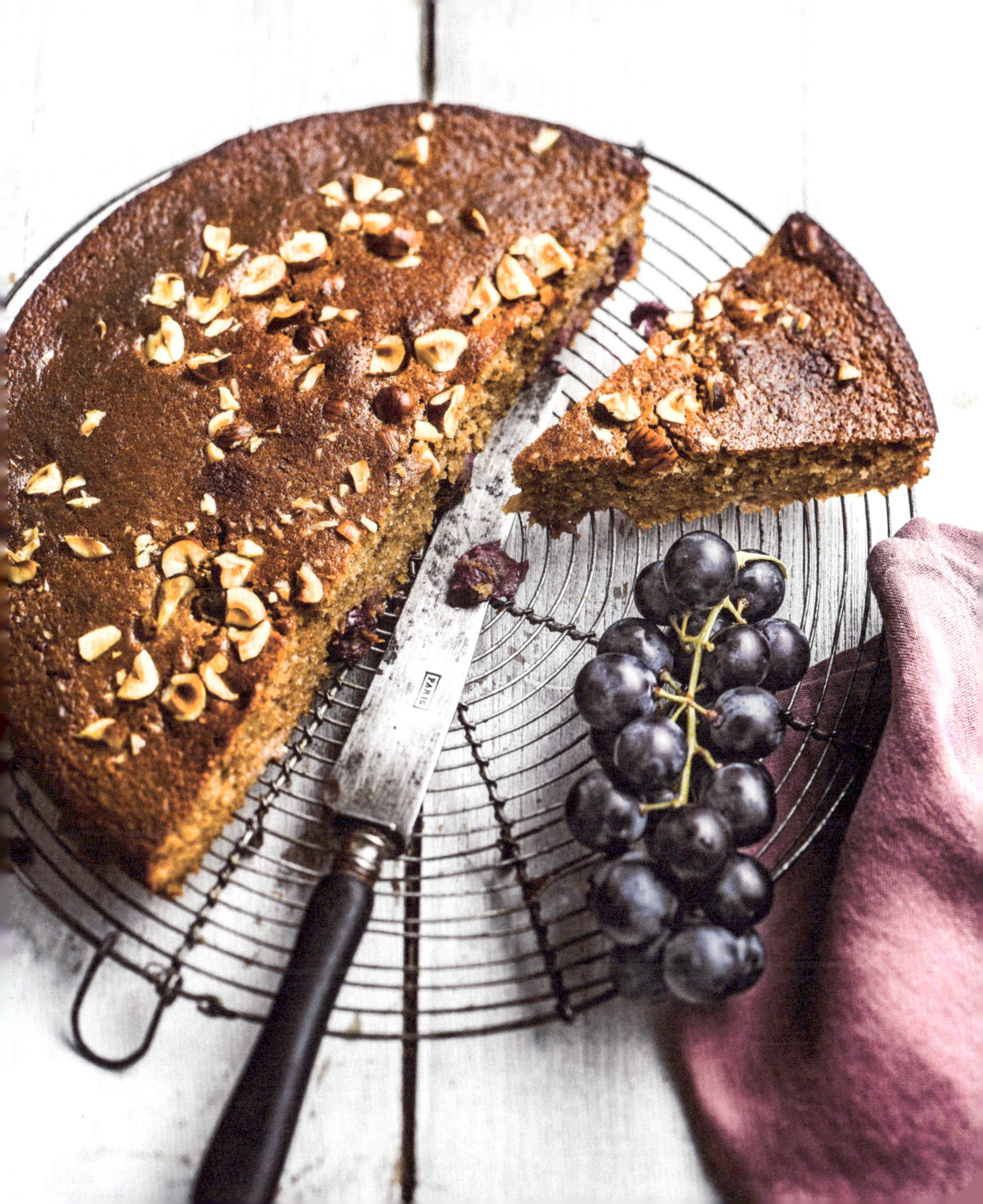
PARIS

CAKE À LA RICOTTA ET AUX PRUNES

POUR 8 PERSONNES

Préparation : 10 min
Cuisson : 35 min

125 g de ricotta
3 prunes rouges en dés
40 g de sirop d'agave
2 œufs
125 g de farine d'épeautre
1/3 de sachet de levure chimique (soit 4 g)
5 cl d'huile de colza

1 Préchauffez le four à 180 °C. Mélangez la ricotta, le sirop d'agave et les œufs. Ajoutez la farine et la levure. Mélangez bien, puis versez l'huile.

2 Ajoutez les dés de prune et versez la préparation dans un moule à cake de 15 x 9 cm.

3 Enfournez 35 min. Démoulez le cake et servez-le froid.

SANS GLUTEN

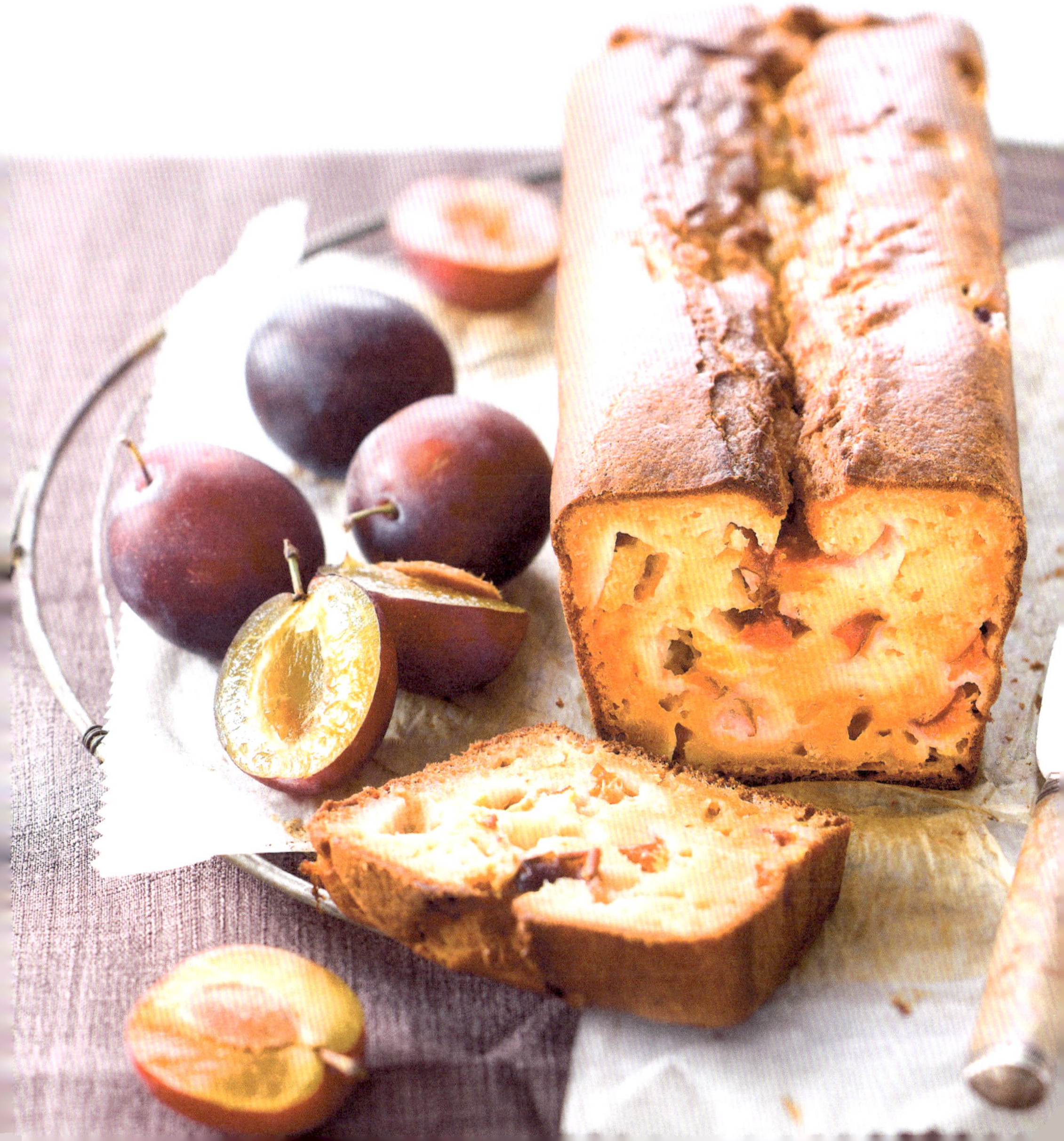

CAKE AU CHOCOLAT ET À L'ÉPEAUTRE

POUR 8 PERSONNES

Préparation : 10 min
Cuisson : 30 min

120 g de chocolat noir à 55 % de cacao
60 g de farine d'épeautre
60 g de margarine végétale à 50 % de MG
3 œufs
30 g de sucre de coco
1/2 sachet de levure chimique
5 cl de lait demi-écrémé

1 Préchauffez le four à 180 °C. Faites fondre le chocolat au bain-marie avec la margarine.

2 Mélangez les œufs battus avec le sucre de coco. Incorporez la farine et la levure. Ajoutez le lait, puis le chocolat fondu.

3 Mélangez puis versez la préparation dans un moule à cake de 25 x 9 cm et enfournez 30 min. Laissez refroidir avant de le démouler.

SANS GLUTEN

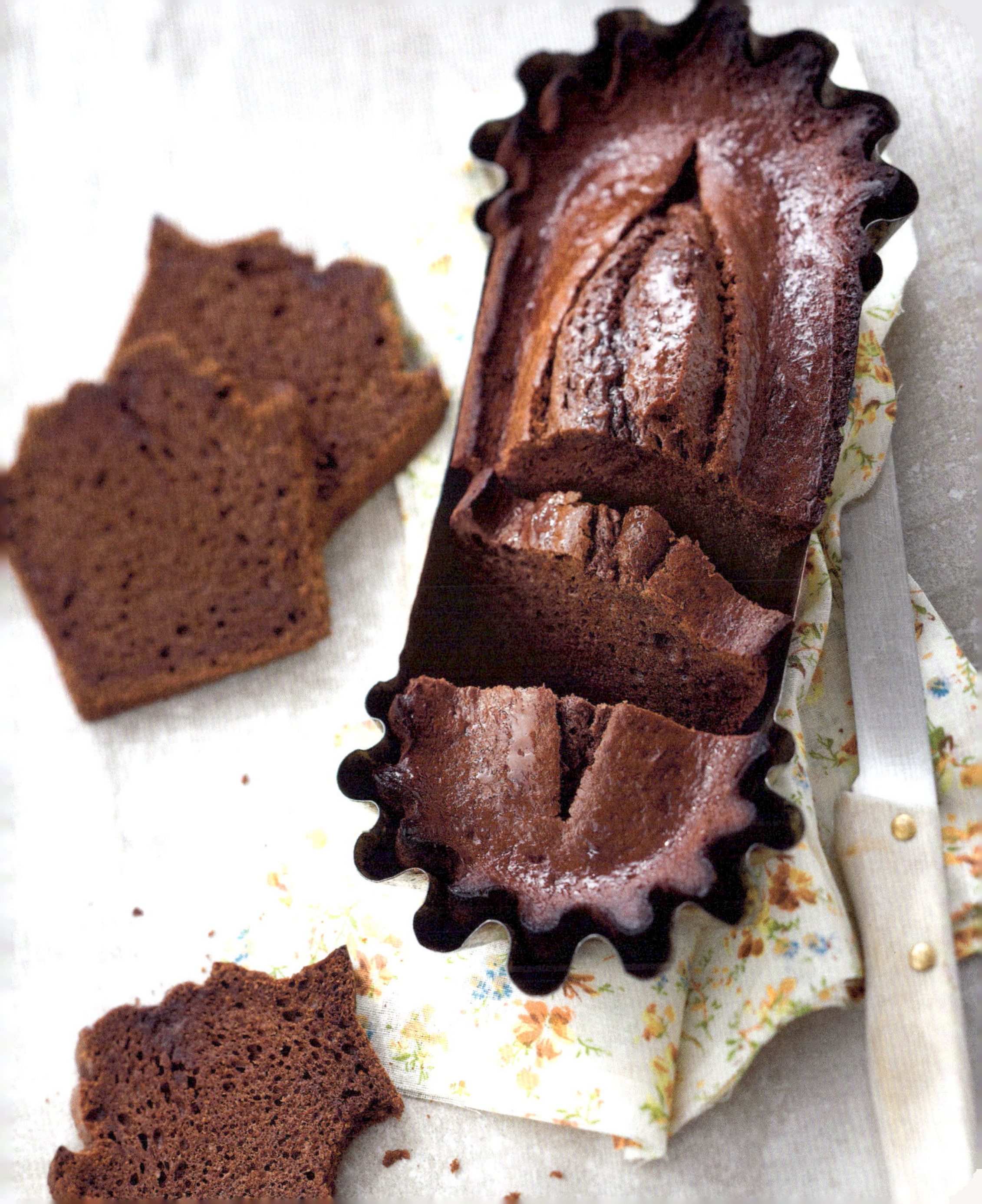

CAKE À LA VANILLE ET AUX NOISETTES

POUR 8 PERSONNES

Préparation : 10 min
Cuisson : 45 min

1 gousse de vanille fendue en 2
100 g de noisettes en poudre
100 g de farine
1 sachet de levure chimique
3 œufs
12 c. à soupe de sirop de pomme (voir p. 168)
100 g de beurre fondu
1 yaourt nature
10 g de noisettes concassées

1 Préchauffez le four à 180 °C. Mélangez la farine et la levure avec les noisettes en poudre.

2 Dans un autre saladier, mélangez les œufs, le sirop de pomme et le beurre, puis le yaourt. Récupérez les graines de la vanille et mettez-les dans la pâte. Ajoutez le mélange de farine. Mélangez bien de façon à obtenir une pâte homogène.

3 Versez la pâte dans un moule à cake beurré. Décorez le dessus du cake avec quelques noisettes et enfournez 45 min, jusqu'à ce que le cake soit bien doré.

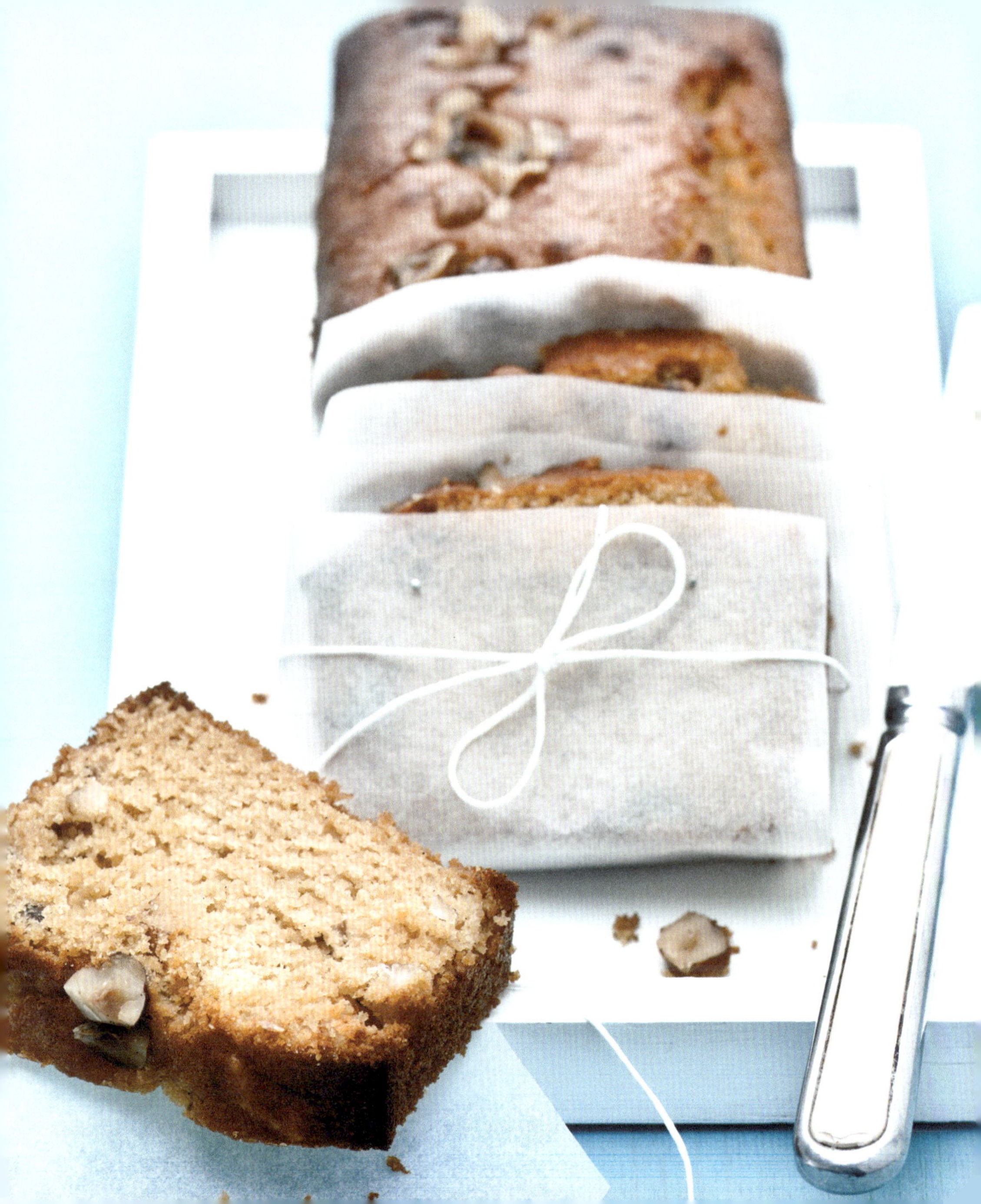

CAKE ÉPICÉ AUX FRUITS SECS

POUR 6 À 8 PERSONNES

Préparation : 20 min
Cuisson : 1 h

25 g de cerneaux de noix
+ pour la décoration
25 g d'amandes
+ pour la décoration
50 g de figues très moelleuses
+ pour la décoration
50 g d'abricots secs très moelleux
+ pour la décoration
170 g de dattes
+ pour la décoration
3 œufs
8 cl de lait
100 g de beurre fondu
+ pour le moule
150 g de farine de blé
75 g de farine de riz
2 c. à café de levure chimique
1 c. à café de quatre-épices
1 pincée de sel

1 Préchauffez le four à 160 °C. Concassez les noix et les amandes, puis torréfiez-les 5 min dans une poêle très chaude.

2 Détaillez grossièrement les figues et les abricots. Dénoyautez les dattes et coupez-les en gros dés.

3 Battez les œufs en omelette. Ajoutez le lait et le beurre.

4 Mélangez les deux farines, la levure, le quatre-épices, le sel et tous les fruits secs. Ajoutez le mélange aux œufs. Mélangez bien.

5 Versez dans un moule à cake beurré et fariné. Décorez avec les fruits secs réservés et enfournez 1 h.

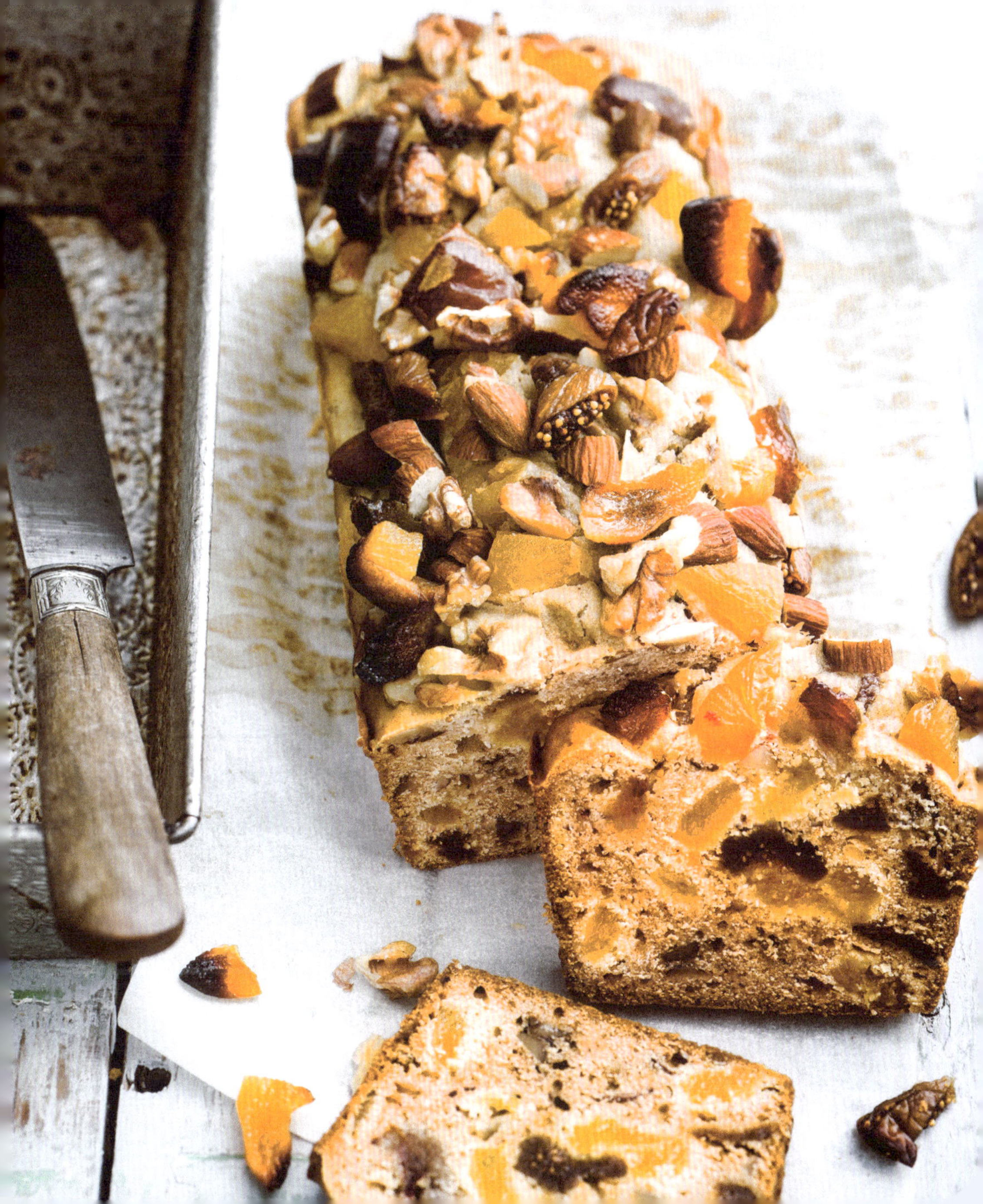

CARROT CAKE AU MIEL

POUR 6 PERSONNES

Préparation : 20 min
Cuisson : 1 h 10

180 g de carottes râpées
75 g de miel liquide
90 g de farine d'épeautre
65 g de fécule de maïs
75 g d'amandes en poudre
1 sachet de levure chimique
1 pincée de bicarbonate de soude
1 c. à café de cannelle en poudre
1/2 c. à café de sel
2 œufs
15 cl d'huile de pépins de raisin
le jus et le zeste râpé de 1 orange

1 Préchauffez le four à 180 °C. Mélangez la farine, la fécule, les amandes en poudre, la levure, le bicarbonate, la cannelle et le sel.

2 Dans un autre saladier, fouettez les œufs avec le miel, jusqu'à ce que le mélange blanchisse. Ajoutez l'huile de pépins de raisin, le jus et les zestes d'orange. Incorporez le mélange sec, en le versant en pluie. Fouettez jusqu'à ce que la pâte soit lisse. Ajoutez alors les carottes râpées.

3 Tapissez un moule à cake de papier sulfurisé et versez-y la pâte. Enfournez 1 h 10. Au bout de 45 min, recouvrez le cake de papier sulfurisé. À la sortie du four, démoulez le gâteau et laissez-le refroidir sur une grille.

SANS LACTOSE

SANS GLUTEN

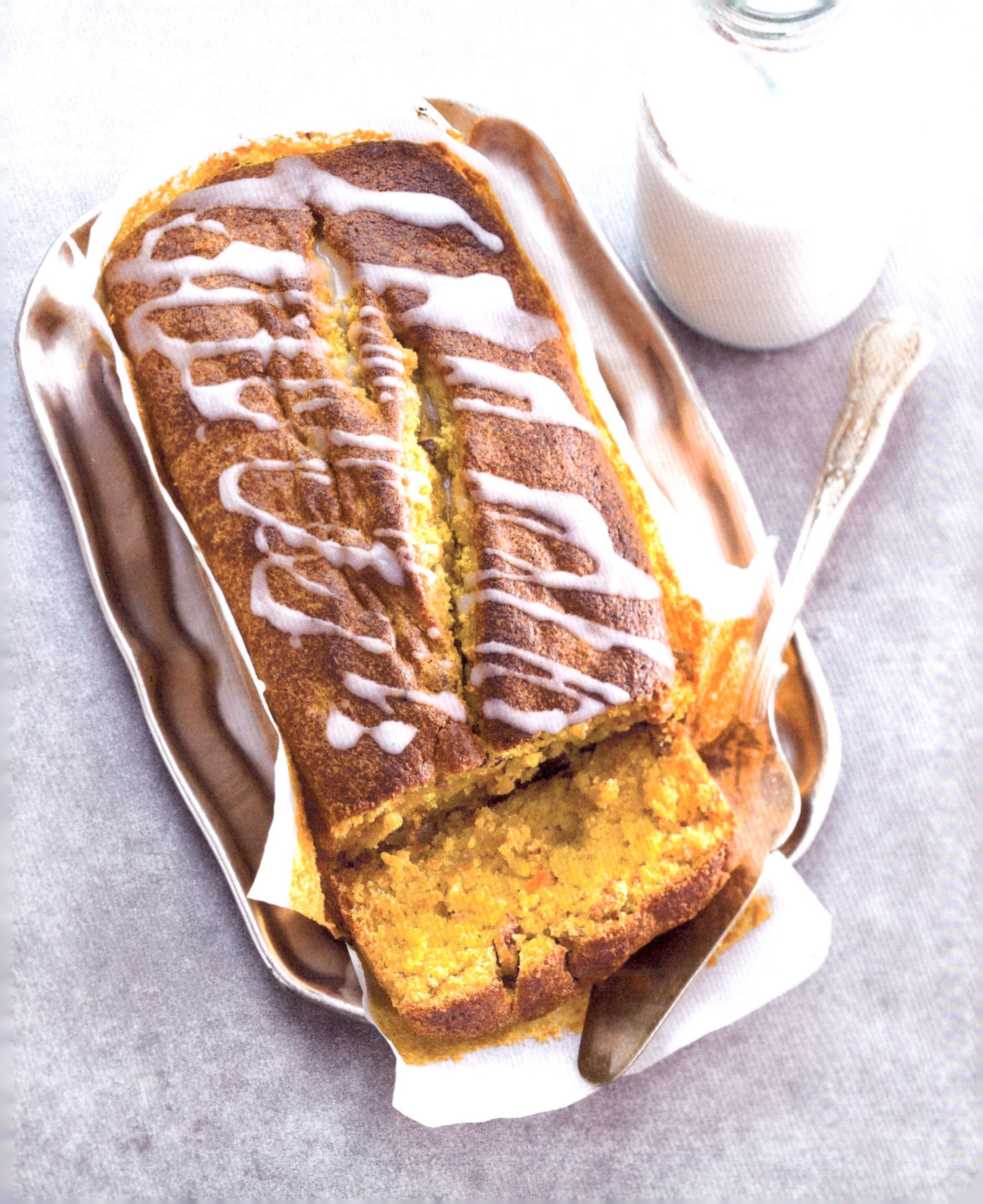

MARBRÉ CHOCOLAT-POIRE

POUR 12 TRANCHES

Préparation : 15 min
Cuisson : 35 min

30 g de chocolat noir à plus de 52 % de cacao fondu
1 poire en dés
2 gros œufs
6 c. à soupe de sirop d'agave
60 g de margarine végétale à 50 % de MG
70 g de farine de blé complète
1 pincée de sel

1 Préchauffez le four à 180 °C. Mélangez les jaunes d'œufs avec le sirop d'agave. Faites fondre la margarine et incorporez-la au mélange avec la farine. Battez les blancs en neige avec le sel. Incorporez-les à la préparation. Partagez la pâte en 2.

2 Incorporez les dés de poire à une portion de pâte et le chocolat fondu à la seconde.

3 Versez alternativement les deux préparations pour former 4 couches dans un moule à cake de 26 x 9 cm en commençant par la pâte au chocolat. Enfournez 35 min. Démoulez le marbré sur une grille.

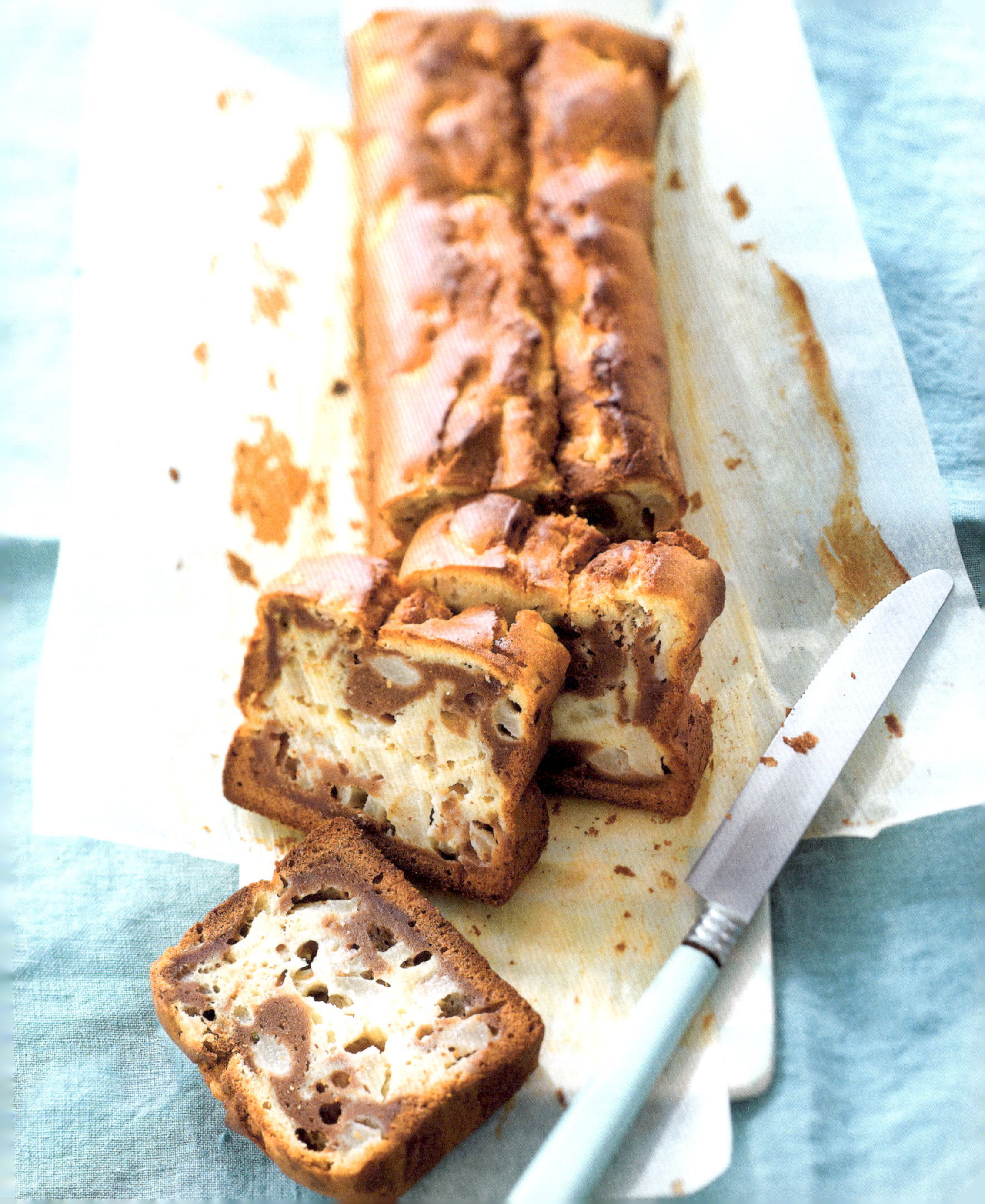

BROWNIE AUX NOIX DU BRÉSIL

POUR 10 PERSONNES

Préparation : 50 min
Réfrigération : 4 h

50 g de noix du Brésil
50 cl de boisson végétale
200 g de flocons d'avoine
250 g de dattes (dénoyautées)
50 g de bananes séchées en morceaux
2 c. à soupe d'extrait de vanille liquide
150 g de noix de pécan
50 g de beurre de cacao cru
50 g d'huile de coco liquide
80 g de cacao cru en poudre
30 g de farine de coco
1 pincée de sel

1 Mélangez la boisson végétale et les flocons d'avoine. Ajoutez les fruits séchés et la vanille liquide au porridge d'avoine. Laissez gonfler au frais 1 h.

2 Réduisez 100 g de noix de pécan en poudre à l'aide d'un hachoir, puis réservez. Mixez la préparation avoine-fruits séchés afin d'obtenir une pâte bien homogène, ajoutez le beurre de cacao et l'huile de coco, le cacao, la farine de coco et le sel. Mélangez bien.

3 Concassez le reste des noix de pécan et les noix du Brésil, puis ajoutez-les à la pâte. Versez dans un moule chemisé de papier sulfurisé. Tassez bien la préparation, puis placez au frais 3 h, afin que le brownie durcisse.

SANS LACTOSE

SANS GLUTEN

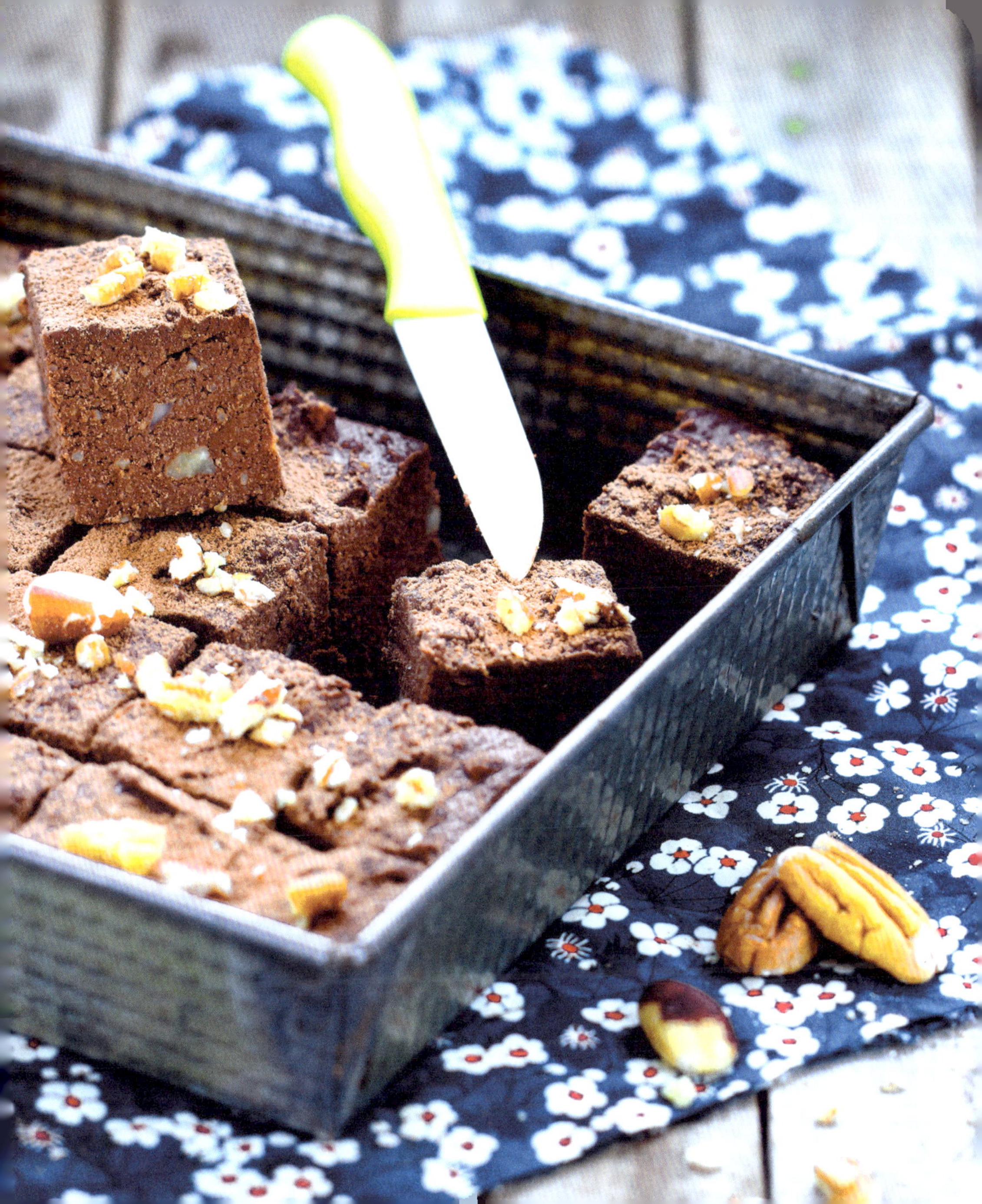

RFISS
À LA PISTACHE

POUR 20 PIÈCES

Préparation : 25 min
Cuisson : 15 min

15 g de pistaches
200 g de semoule
à grains moyens
200 g de pâte de dattes
80 g de beurre ramolli
1 c. à soupe d'eau de fleur
d'oranger
1 c. à café de cannelle en poudre

1 Préchauffez le four à 180 °C. Faites gonfler la semoule dans de l'eau chaude comme indiqué sur le paquet.

2 Placez la semoule chaude dans un grand récipient. Ajoutez la pâte de dattes, le beurre, l'eau de fleur d'oranger et la cannelle. Mélangez bien.

3 Versez la pâte sur une plaque à pâtisserie tapissée de papier sulfurisé et façonnez un rectangle d'environ 1,5 cm d'épaisseur. Enfournez 15 min.

4 Parsemez de pistaches concassées. Laissez refroidir et découpez en cubes. Conservez-les dans une boîte hermétique.

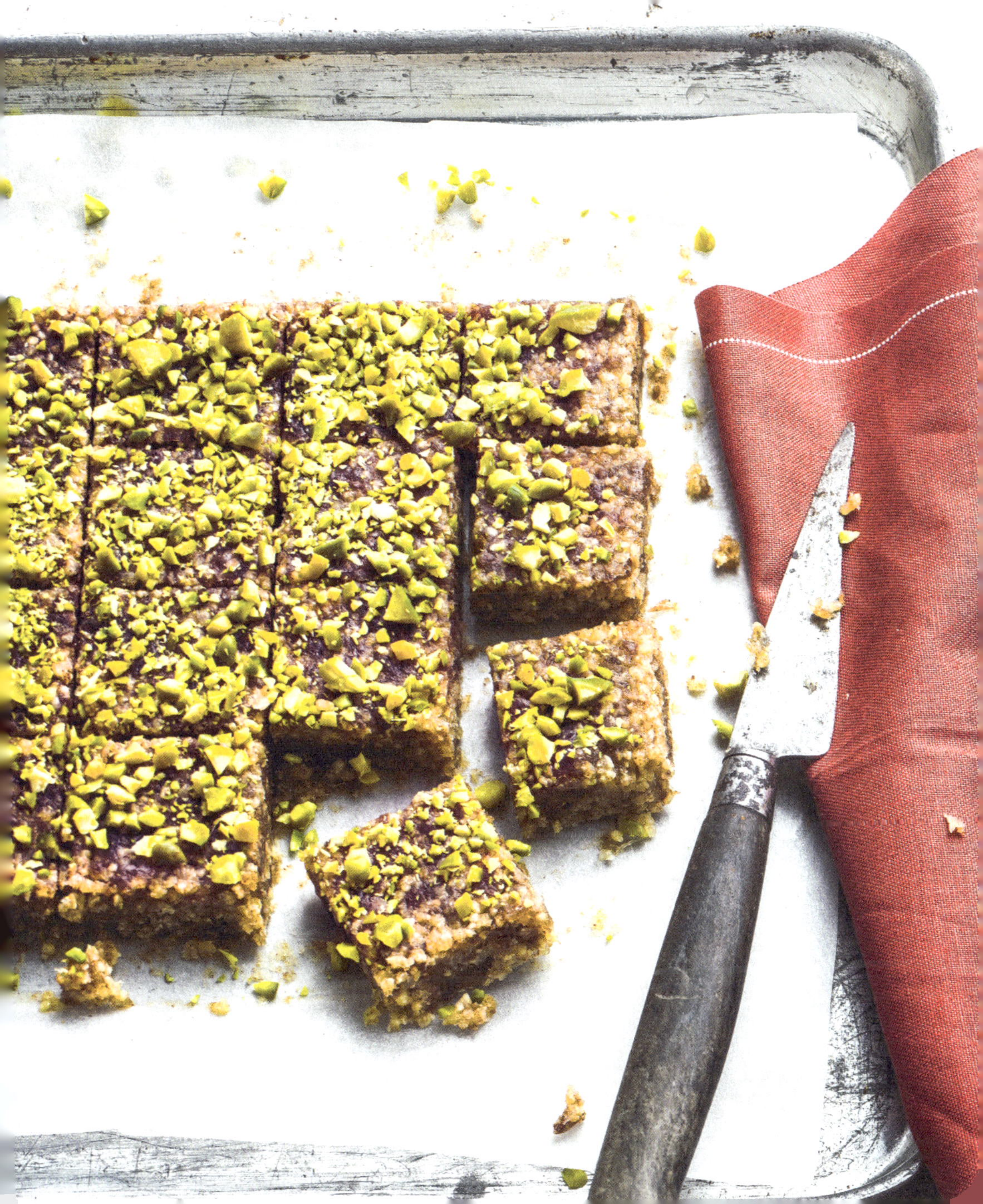

FONDANT AU POTIRON ET À LA COCO

POUR 4 À 6 PERSONNES

Préparation : 30 min
Cuisson : 45 à 50 min

300 g de potiron pelé, en cubes
2 œufs
4 c. à soupe de farine
2 pincées de sel
2 c. à soupe de fécule de maïs
4 c. à soupe de noix de coco râpée
10 g de beurre
4 c. à soupe de lamelles de noix de coco
80 g de sirop de pomme (voir p. 168)

1 Préchauffez le four à 180 °C. Faites cuire le potiron cuire 15 min à la vapeur puis réduisez-le en purée. (Desséchez la purée 5 min sur feu vif si elle est très liquide.)

2 Battez les œufs en omelette, puis ajoutez la farine, le sel, la fécule, la noix de coco râpée et le sirop de pomme. Mélangez bien de façon à obtenir une pâte homogène. Ajoutez la purée de potiron et mélangez de nouveau.

3 Versez la pâte dans un plat beurré allant au four. Enfournez 30 à 35 min.

4 Dans une poêle chaude, faites dorer les lamelles de noix de coco. Répartissez-les sur le fondant à la sortie du four.

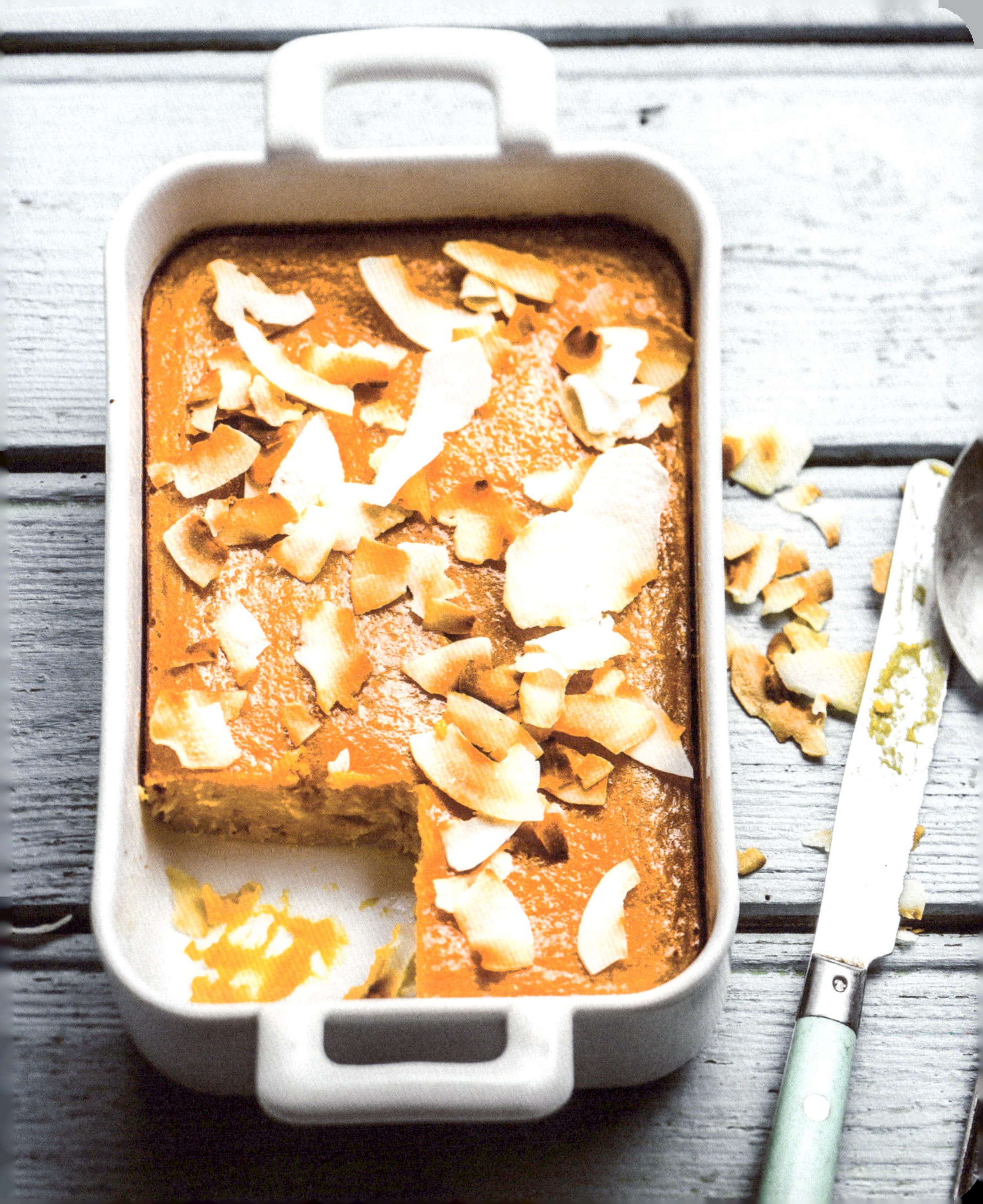

GÂTEAU BLANC, COULIS DE MANGUE

POUR 12 PERSONNES

Préparation : 15 min
Repos : 1 h
Cuisson : 20 min

180 g de fromage blanc à 3 % de MG
200 g de mangue en dés
1 œuf
20 g de sirop d'agave
15 g de farine
1/4 de sachet de levure chimique
1 pincée de sel
1 c. à café d'agar-agar

1 Préchauffez le four à 180 °C. Mélangez le jaune d'œuf et le sirop d'agave. Ajoutez la farine, la levure et le fromage blanc.

2 Montez le blanc d'œuf en neige avec le sel, puis incorporez-le au mélange précédent. Réservez.

3 Mixez les dés de mangue. Versez la purée de fruits dans une casserole et portez à ébullition. Ajoutez l'agar-agar, poursuivez la cuisson quelques instants. Versez le coulis dans un moule à manqué rectangulaire, ajoutez la préparation puis enfournez 20 min. Laissez tiédir avant de placer 1 h au frais.

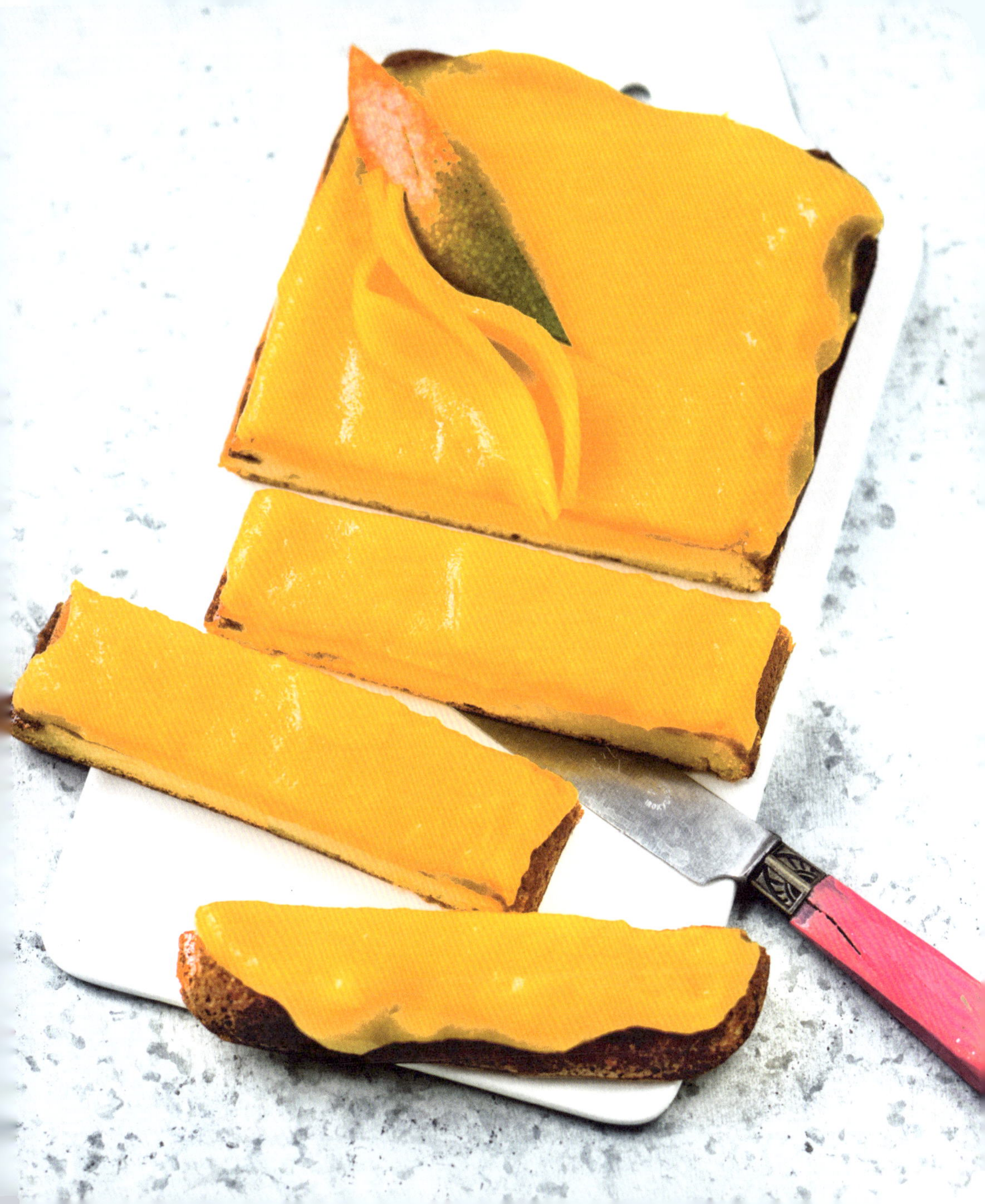

CLAFOUTIS ABRICOTS-AMANDES

POUR 8 PERSONNES

Préparation : 10 min
Cuisson : 45 min

4 abricots en dés
30 g d'amandes en poudre
2 œufs
5 c. à soupe de sirop d'agave
120 g de farine d'épeautre
vanille Bourbon en poudre
40 cl de boisson aux amandes

1 Préchauffez le four à 180 °C. Mélangez les œufs, le sirop d'agave et les amandes en poudre. Ajoutez la farine et 1 pointe de couteau de vanille en poudre.

2 Mélangez bien et ajoutez progressivement la boisson aux amandes, puis les dés d'abricot. Versez la préparation dans un moule à manqué antiadhésif de 24 cm de diamètre. Enfournez 45 min. Laissez refroidir avant de démouler.

SANS LACTOSE

SANS GLUTEN

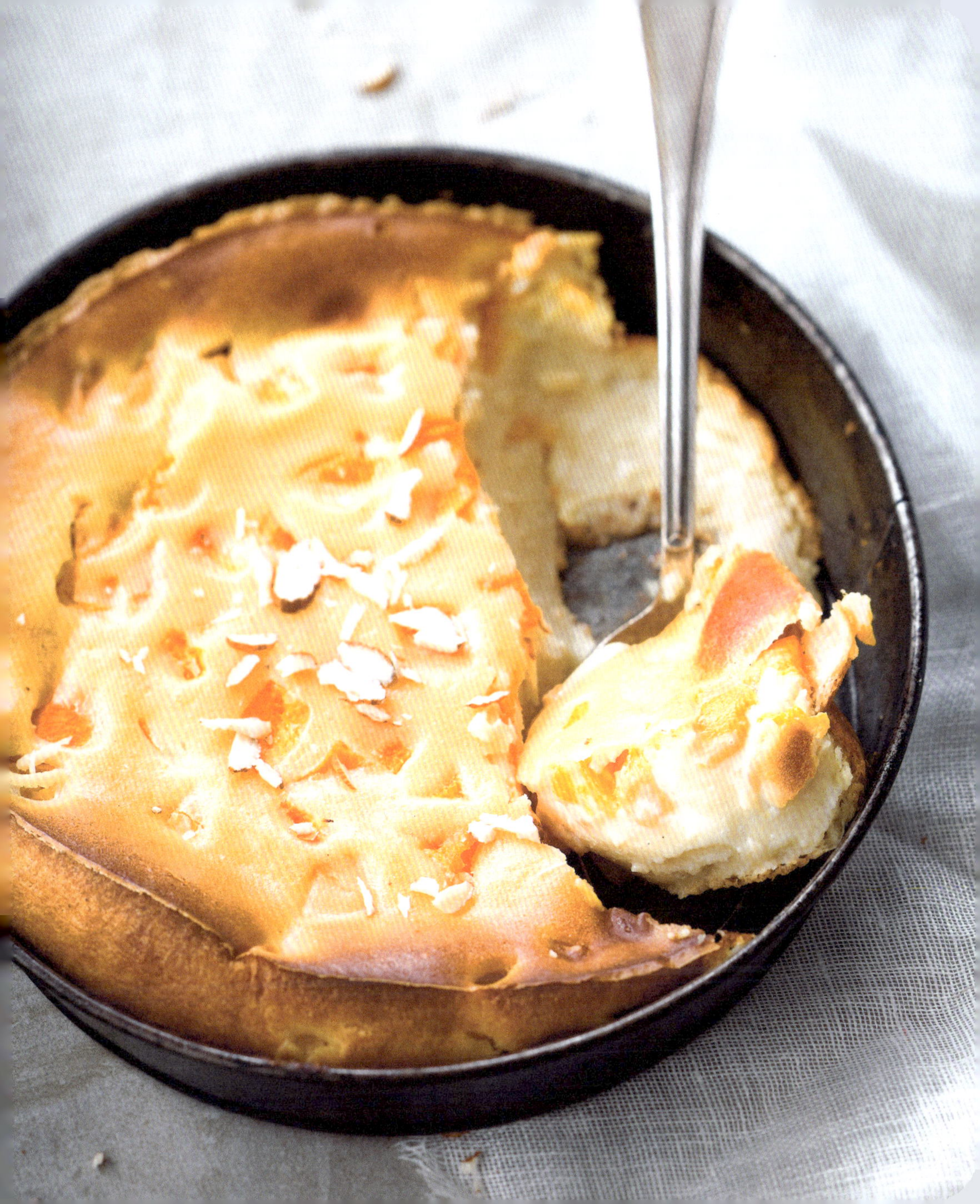

STRUDEL AUX POMMES

POUR 4 PERSONNES

Préparation : 15 à 20 min
Repos : 30 min
Cuisson : 1 h

2 pommes Gala en dés
100 g de farine
1 pincée de sel
40 g de raisins secs de Corinthe
2 pincées de cannelle en poudre
1 c. à soupe de lait demi-écrémé

1 Mélangez la farine, le sel et 4,5 cl d'eau et formez un pâton. Pétrissez-le à la main et réservez 30 min à température ambiante.

2 Faites étuver les pommes 20 min ; rajoutez un fond d'eau régulièrement. Laissez refroidir.

3 Préchauffez le four à 180 °C. Étalez la pâte en un rectangle de 30 x 20 cm et garnissez-en un moule rectangulaire. Mélangez les pommes, les raisins et la cannelle. Disposez la préparation au milieu de la pâte et rabattez les côtés, puis les extrémités. Retournez le boudin obtenu, badigeonnez-le de lait et enfournez 40 min.

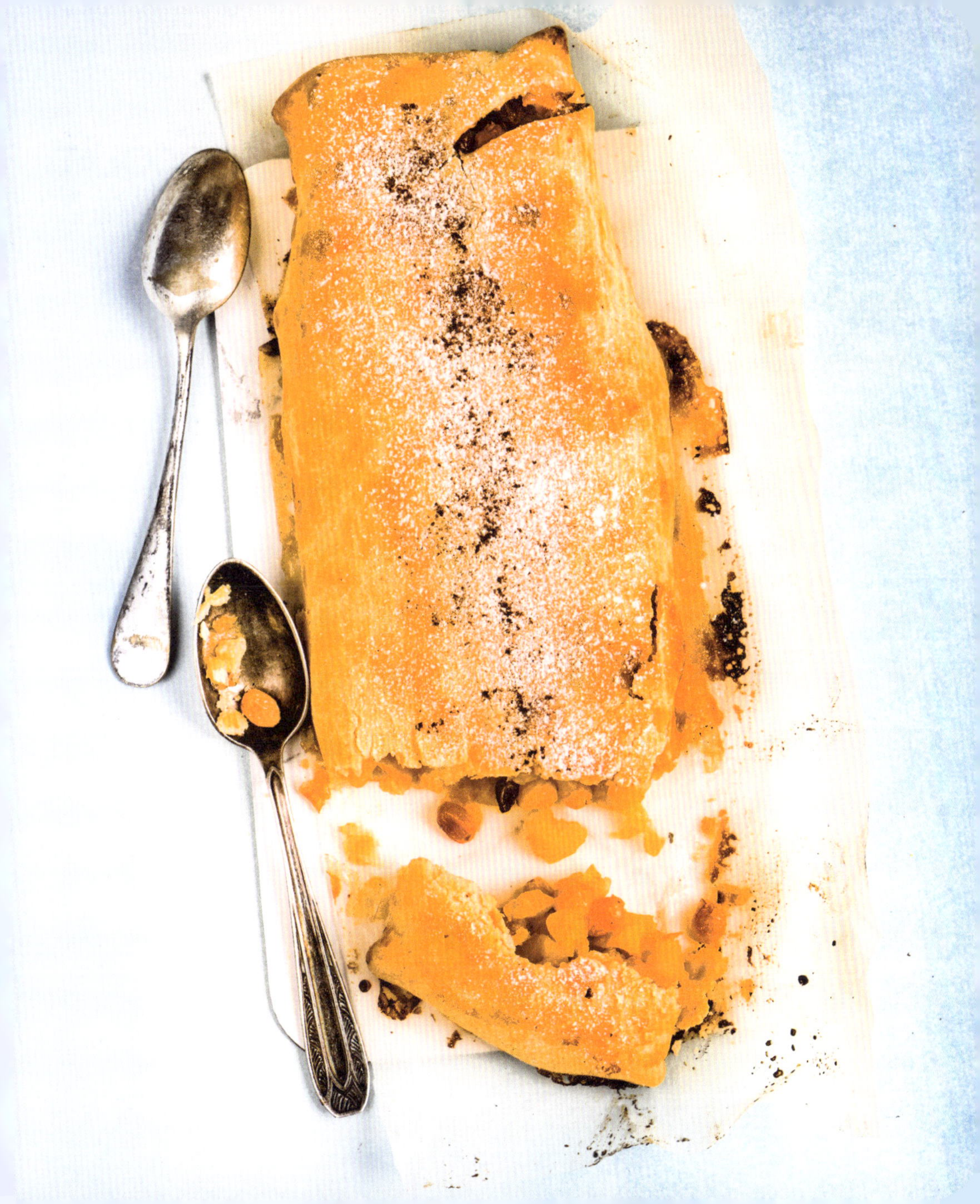

COULANTS AU CHOCOLAT AU QUINOA SOUFFLÉ

POUR 6 PERSONNES

Préparation : 10 min
Cuisson : 10 à 15 min

140 g de chocolat au quinoa soufflé à 74 % de cacao fondu
4 œufs
50 g de sucre de coco
180 g de fromage blanc à 3 % de MG
100 g de farine de blé complète

1 Mélangez les œufs battus avec le sucre de coco et le fromage blanc. Ajoutez le chocolat et la farine.

2 Versez la préparation dans 6 ramequins de 8 cm de diamètre et placez-les au frais.

3 Préchauffez le four à 210 °C. Enfournez les ramequins 8 à 10 min. Démoulez les coulants ou servez-les dans les ramequins. Dégustez chaud ou tiède.

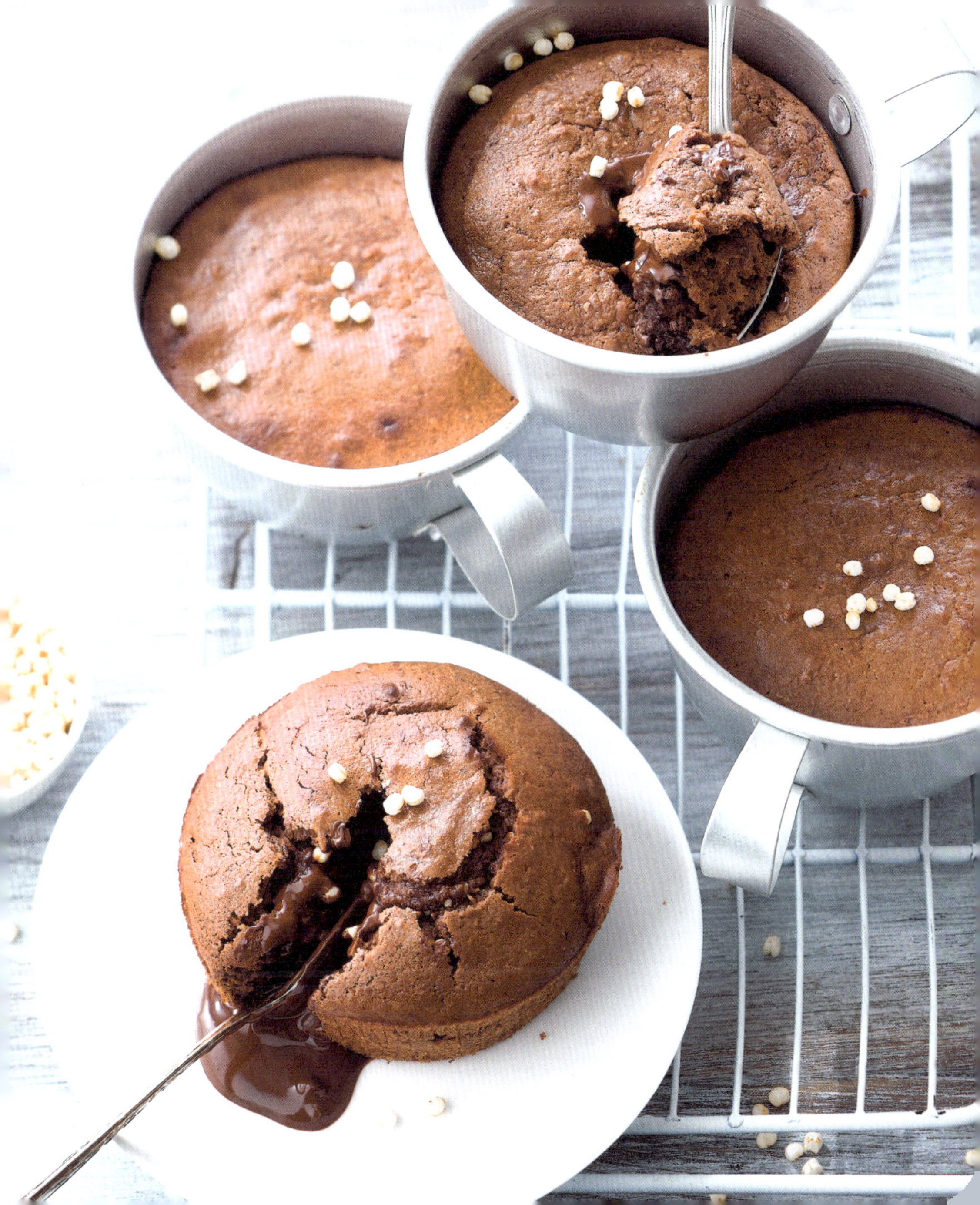

FONDANTS CHOCO-DATTES

POUR 4 PERSONNES

Préparation : 20 min
Réfrigération : 3 h
Repos : 1 h

30 g de cacao non sucré
200 g de pâte de dattes en morceaux
5 cl de boisson végétale
1 c. à soupe d'extrait de vanille liquide
1 pincée de sel
20 g d'huile de coco liquide

1 Versez la boisson végétale et la vanille dans un saladier ou dans le bol d'un petit mixeur. Ajoutez la pâte de dattes et mixez le tout afin d'obtenir une pâte homogène.

2 Versez la pâte dans la cuve d'un robot mélangeur (avec l'accessoire « feuille »), puis ajoutez le cacao, le sel et l'huile de coco. Mélangez.

3 Tassez la pâte obtenue dans des petits moules en silicone huilés, puis placez au frais 3 h.

4 Démoulez, puis laissez reposer les fondants 1 h à température ambiante avant de les servir.

SANS LACTOSE

SANS GLUTEN

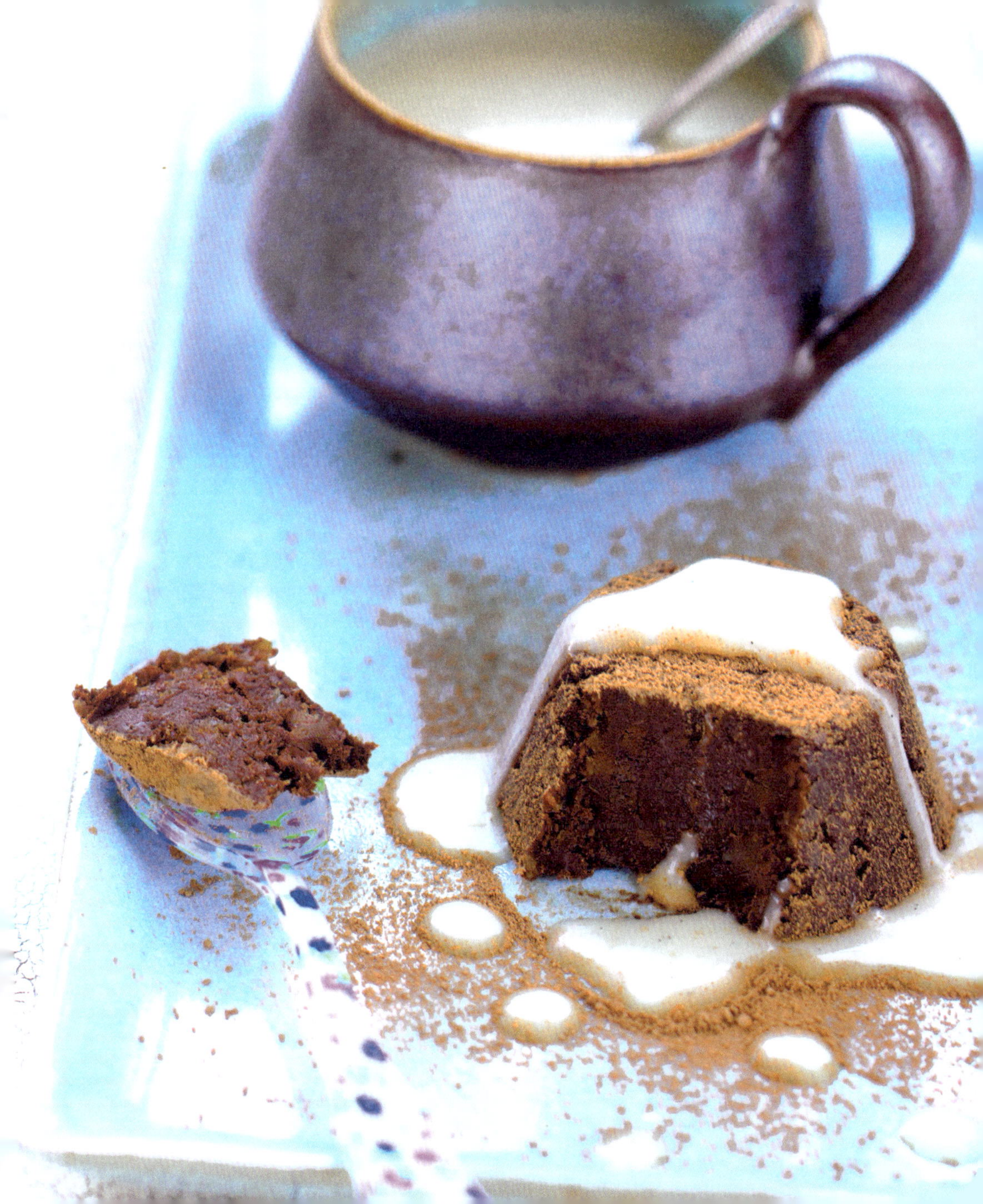

GÂTEAUX DE SEMOULE AU SIROP D'AGAVE

POUR 4 PERSONNES

Préparation : 20 min
Cuisson : 10 min
Repos : 4 h

75 g de semoule fine
70 g + 4 c. à soupe de sirop d'agave
60 cl de lait écrémé
1 gousse de vanille

1 Faites caraméliser doucement 70 g de sirop d'agave dans une casserole, puis versez le caramel dans 4 ramequins.

2 Portez le lait et les graines de vanille à ébullition. Ajoutez la semoule et laissez cuire 5 min sans cesser de remuer.

3 Ajoutez les 4 c. à soupe de sirop d'agave, mélangez et versez dans les ramequins. Laissez refroidir, puis réservez 4 h au réfrigérateur.

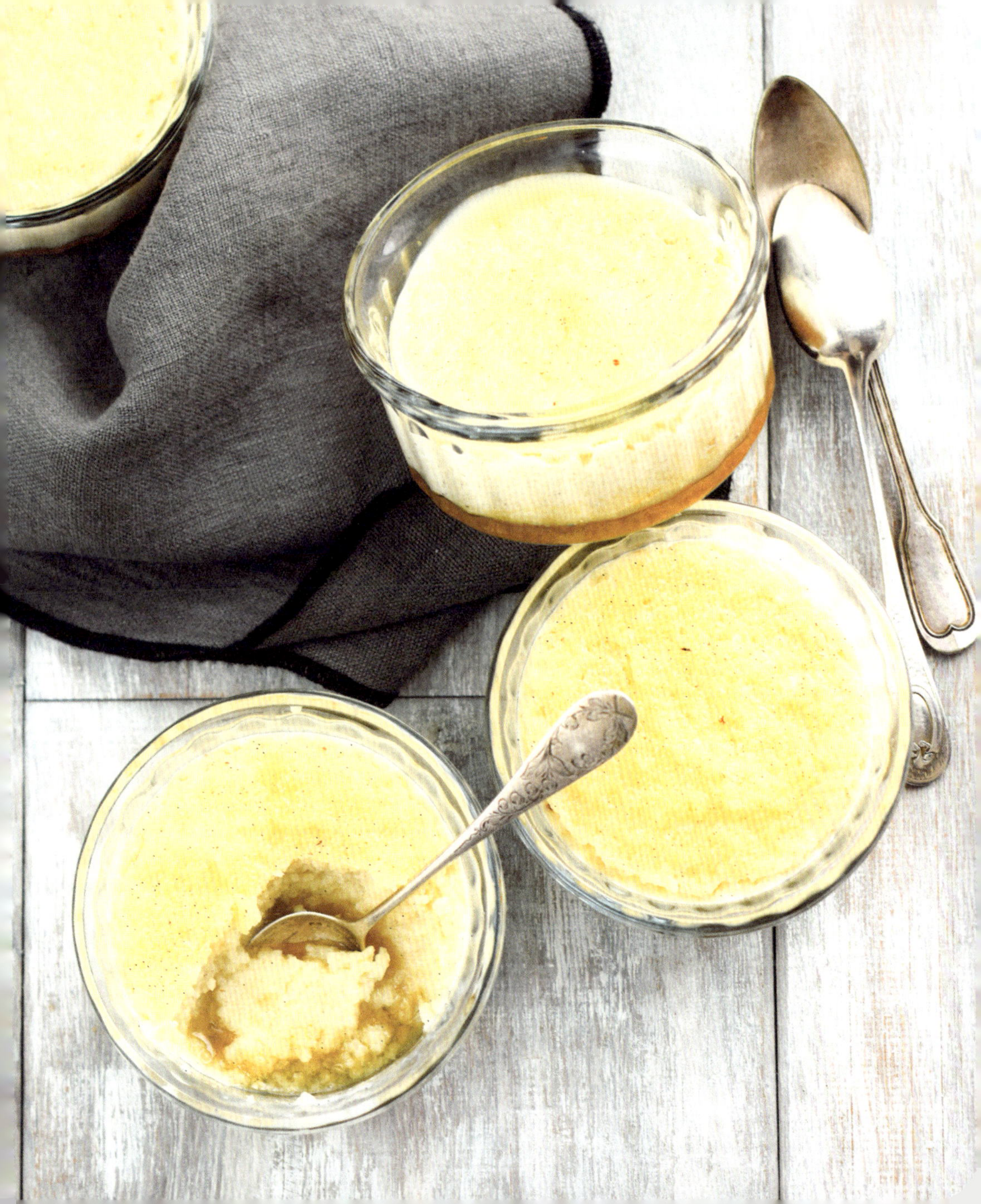

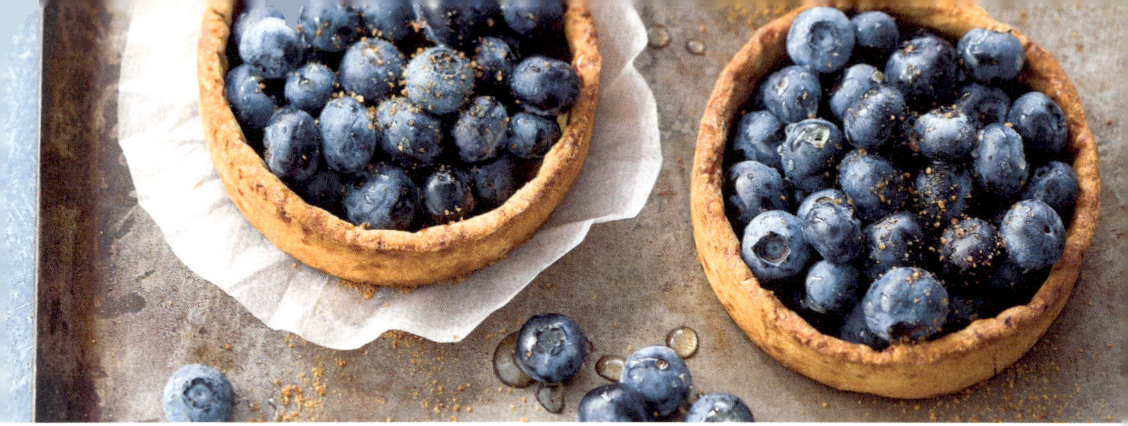

TARTES, FRUITS & CIE

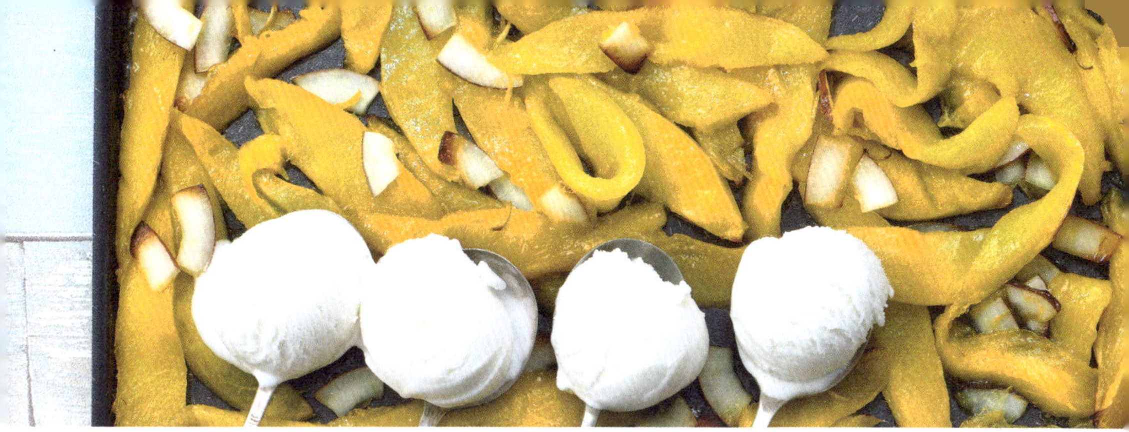

TARTELETTES AU CHOCOLAT

POUR 4 TARTELETTES

Préparation : 20 min
Repos : 30 min
Cuisson : 20 à 25 min

80 g de chocolat noir à 54 % de cacao
50 g de farine de blé
50 g de farine de riz
1/2 yaourt velouté
1 pincée de sel
80 g de crème liquide à 12 % de MG
2 œufs

1 Mélangez les farines, le yaourt et le sel et écrasez jusqu'à l'obtention d'un crumble. Mouillez avec 2,5 cl d'eau, formez un pâton et pétrissez-le à la main. Placez 30 min au frais.

2 Préchauffez le four à 180 °C. Étalez la pâte sur 2 mm d'épaisseur, garnissez-en 4 moules à tartelette et piquez-la.

3 Faites fondre le chocolat et la crème au bain-marie. Mélangez et incorporez les œufs battus. Versez la préparation sur les fonds de tartelettes et enfournez 20 min.

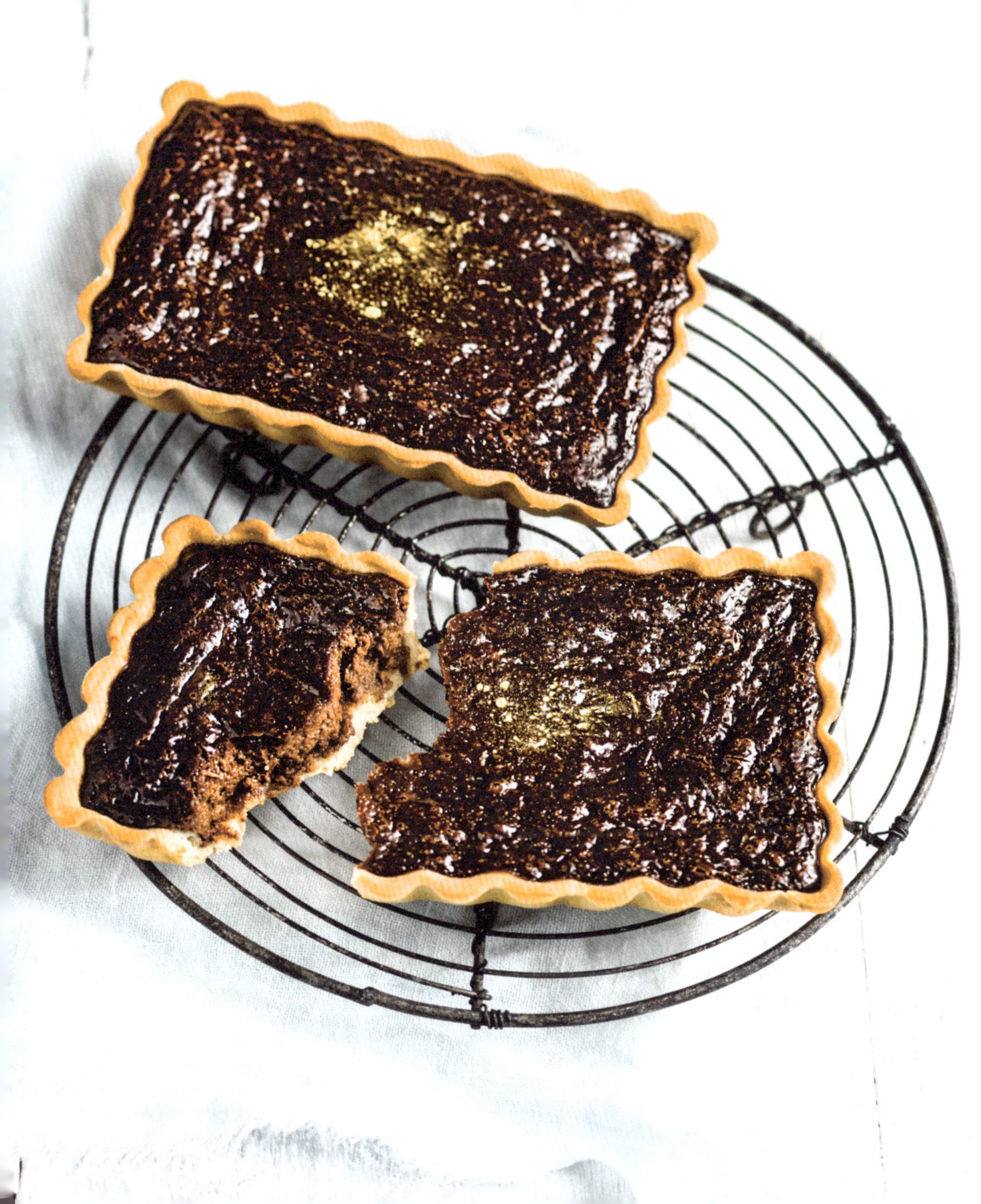

TARTELETTES À LA FRAMBOISE

POUR 4 TARTELETTES

Préparation : 15 min
Repos : 20 min
Cuisson : 40 min

160 g de framboises
100 g de farine complète
1 pincée de sel
50 g de margarine végétale allégée en dés
180 g de compote de pommes
10 g de sirop d'agave

1 Mélangez la farine et le sel, puis enrobez-en la margarine. Écrasez jusqu'à l'obtention d'un crumble, mouillez avec 2,5 cl d'eau, formez un pâton et pétrissez à la main. Placez 20 min au frais.

2 Chauffez les framboises et la compote à feu doux jusqu'à l'obtention d'une compotée. Incorporez le sirop d'agave.

3 Étalez la pâte sur 2 mm et garnissez-en 4 moules à tartelette. Versez la compotée sur la pâte et enfournez 30 min à 180 °C.

SANS LACTOSE

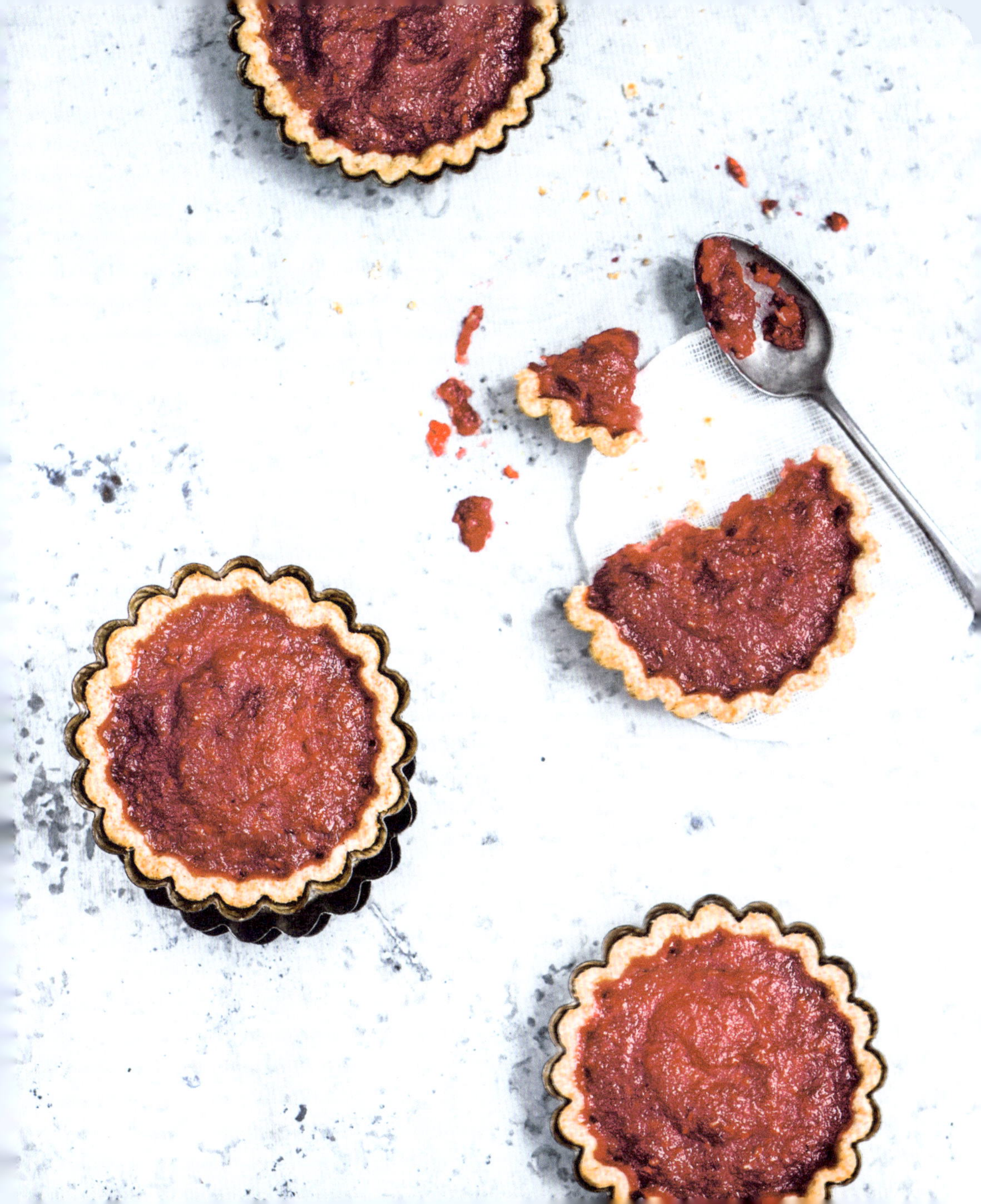

TARTELETTES AUX MYRTILLES

POUR 6 TARTELETTES

Préparation : 15 min
Cuisson : 10 à 12 min
Réfrigération : 20 min

240 g de myrtilles surgelées
160 g de farine d'épeautre
1 pincée de sel
30 g de sucre de coco
100 g de margarine végétale allégée en dés
2 œufs
3 c. à soupe de sirop d'agave

1. Mélangez la farine, le sel et le sucre de coco puis enrobez-en la margarine. Écrasez jusqu'à obtenir une pâte sableuse.

2. Incorporez les jaunes à la préparation et formez un pâton sans travailler la pâte. Placez 20 min au frais.

3. Préchauffez le four à 180 °C. Étalez la pâte entre 2 feuilles de papier sulfurisé sur une épaisseur de 5 mm et tapissez-en 6 moules à tartelettes de 10 cm de diamètre. Piquez la pâte à la fourchette, puis enfournez 10 à 12 min.

4. À la sortie du four, badigeonnez la pâte avec les blancs d'œufs. Laissez refroidir. Remplissez chaque tartelette avec les myrtilles décongelées et enrobées de sirop d'agave.

SANS LACTOSE

SANS GLUTEN

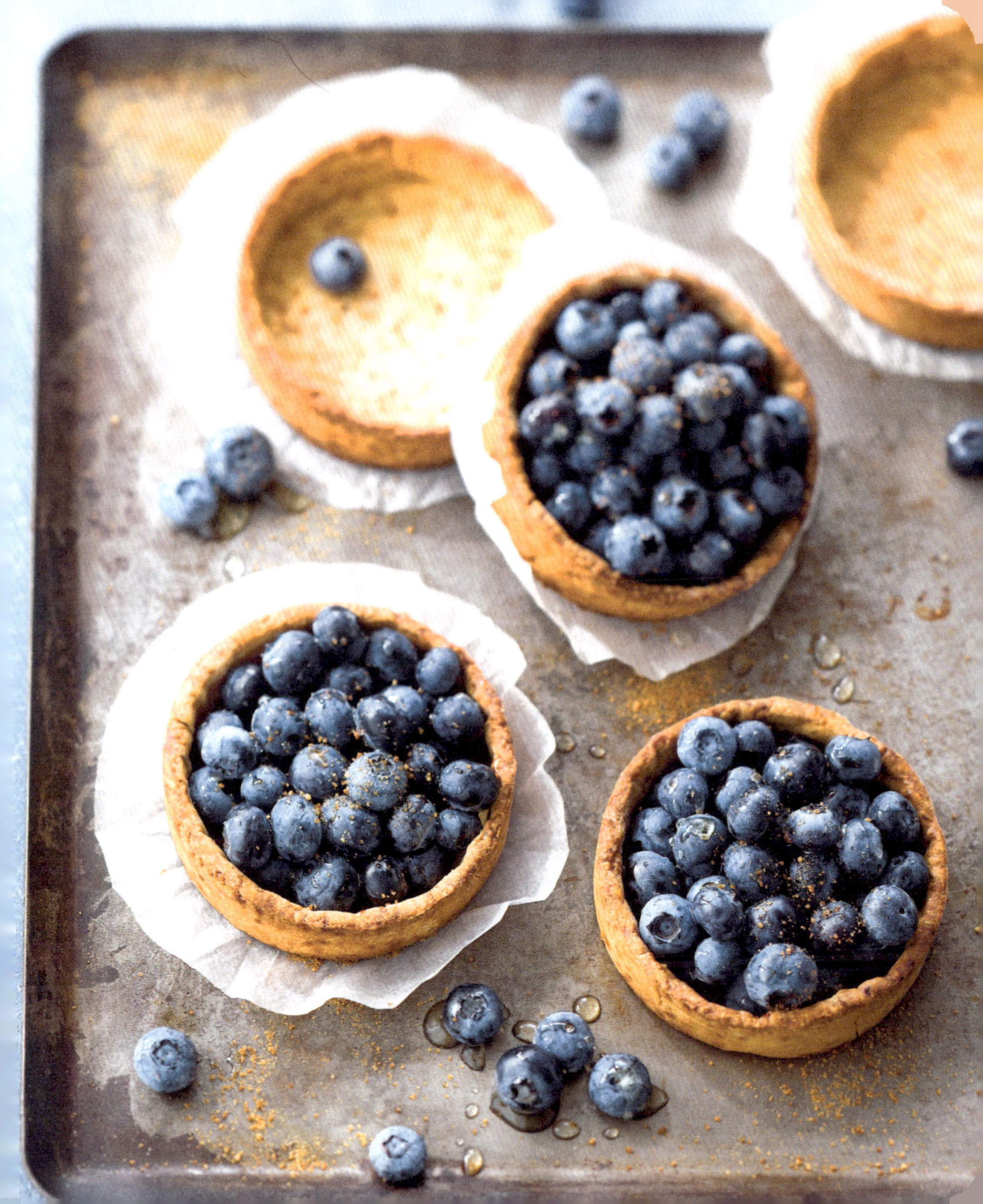

TARTE BOURDALOUE AUX POIRES

POUR 8 PERSONNES

Préparation : 25 à 30 min
Repos : 20 min
Cuisson : 25 à 30 min

3 poires épluchées, coupées en 2
100 g de farine
1 pincée de sel
50 g de margarine végétale allégée en dés
2 œufs
40 g de poudre d'amandes
80 g de tofu soyeux
40 g de sirop d'agave
5 g d'amandes effilées

1 Mélangez la farine et le sel puis enrobez-en la margarine. Écrasez jusqu'à l'obtention d'un crumble, mouillez avec 2,5 cl d'eau, formez un pâton et pétrissez-le à la main. Placez 20 min au frais.

2 Mélangez les œufs, la poudre d'amandes, le tofu et le sirop d'agave. Préchauffez le four à 180 °C. Étalez la pâte sur 2 mm d'épaisseur, garnissez-en un moule à tarte de 24 cm de diamètre et piquez-la.

3 Découpez les poires en lamelles dans la largeur en laissant la base reliée. Déposez les demi-poires sur le fond de tarte et versez l'appareil. Répartissez les amandes et enfournez 25 min.

SANS LACTOSE

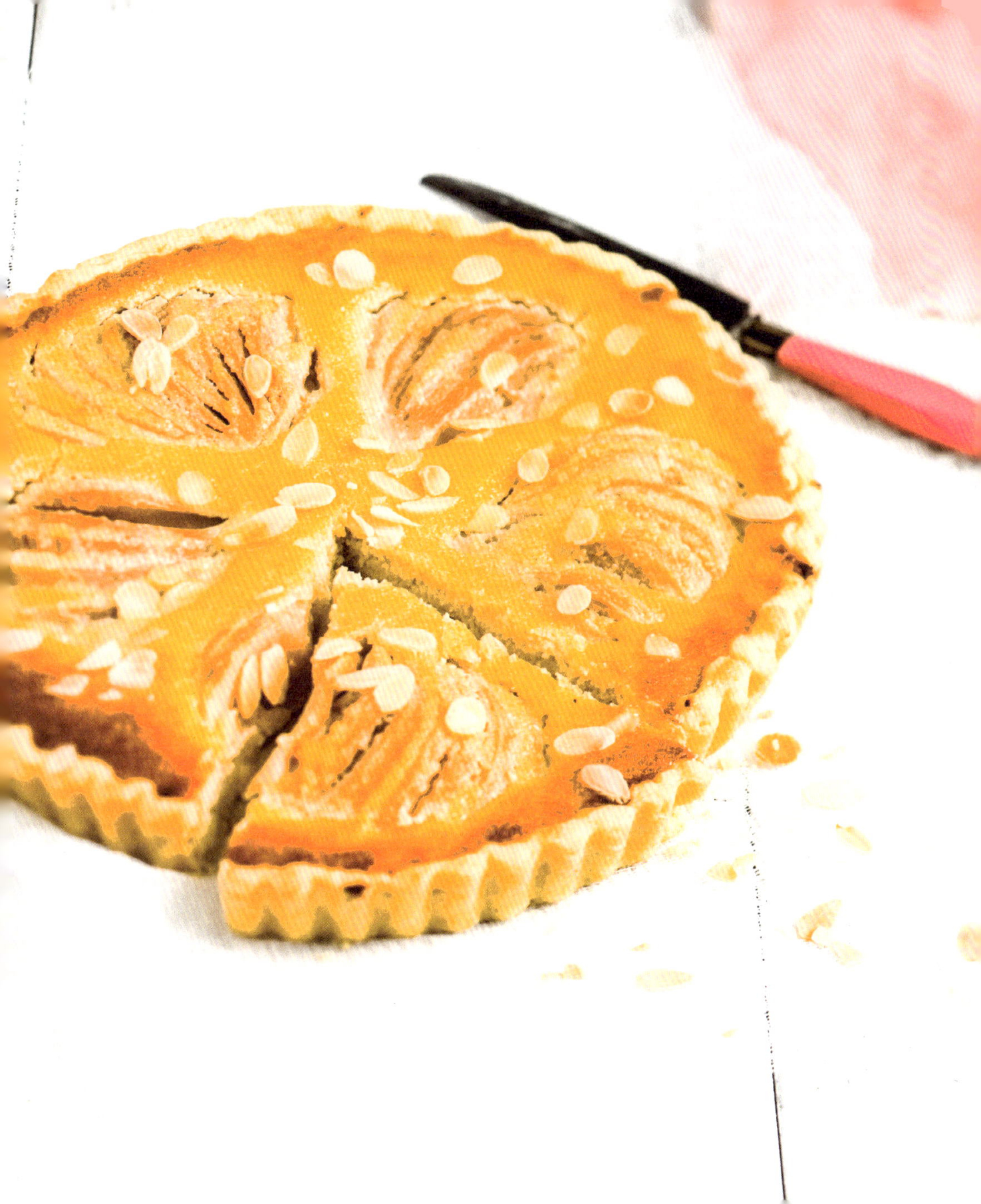

TARTE CROUSTILLANTE AUX FIGUES

POUR 6 PERSONNES

Préparation : 20 min
Cuisson : 30 min

4 feuilles de brick
500 g de figues fraîches en quartiers
1 orange non traitée
10 g de pignons de pin
10 g de miel
1 pincée de cannelle
1 c. à café de gingembre en poudre
30 g de beurre allégé à 41 % de MG fondu

1 Prélevez le zeste de l'orange et taillez-le en lanières, pressez le fruit. Faites blanchir les zestes 2 min à l'eau bouillante. Égouttez.

2 Faites griller les pignons de pin à sec dans une poêle antiadhésive. Mélangez le miel avec les pignons, la cannelle et le gingembre. Ajoutez le jus d'orange et les zestes.

3 Préchauffez le four à 180 °C. Garnissez un moule à tarte avec les feuilles de brick en les badigeonnant de beurre. Ajoutez les figues, recouvrez avec la préparation aux pignons et enfournez 20 à 25 min.

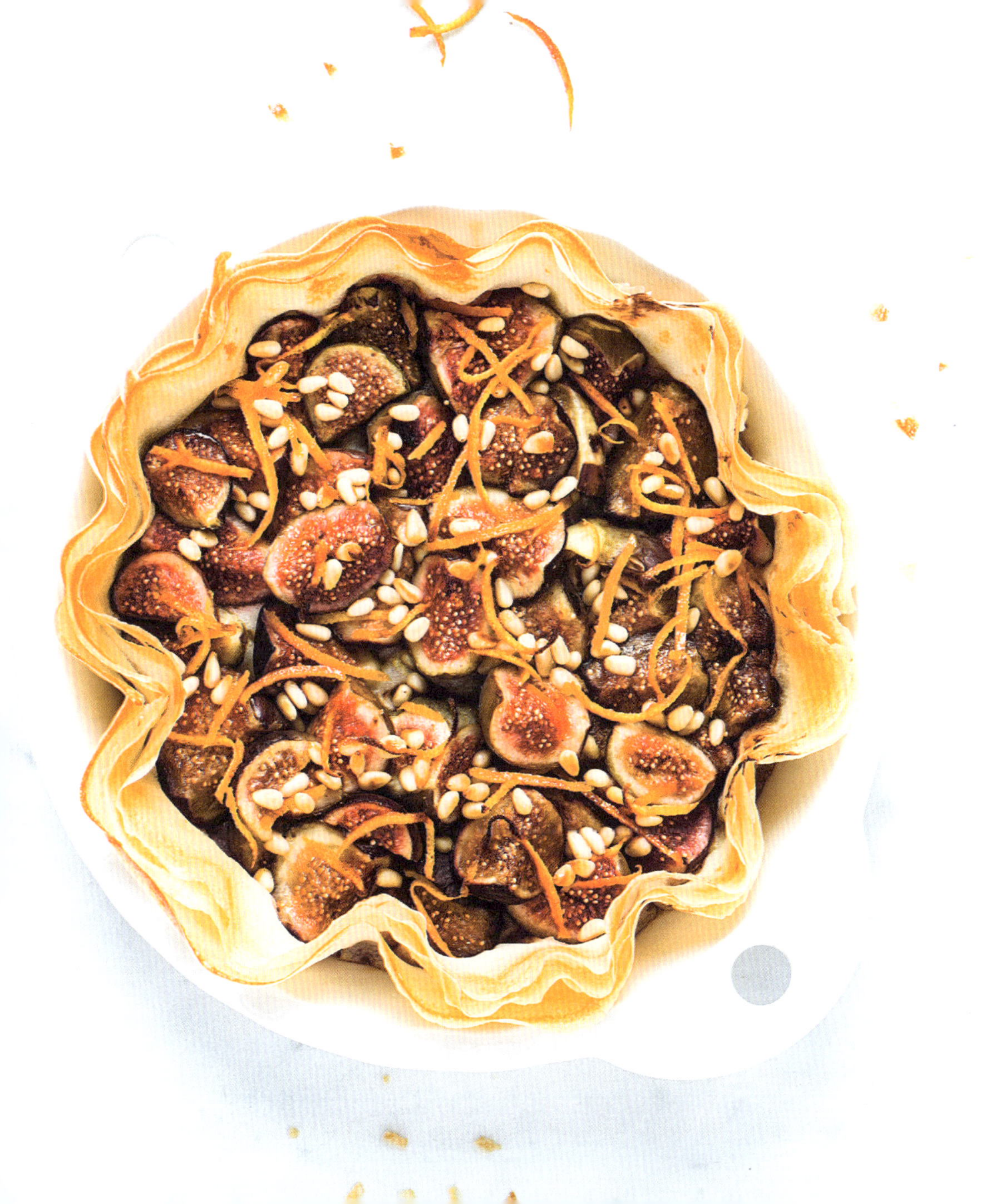

SALADE D'AGRUMES, DATTES ET AMANDES

POUR 4 PERSONNES

Préparation : 15 min

3 oranges
2 mandarines
1 gros pamplemousse
1 citron vert
40 g d'amandes émondées
4 petits brins de menthe
6 dattes dénoyautées, coupées en 4

1 Pressez 1 orange. Versez le jus dans une poêle et faites-le réduire de moitié. Laissez-le refroidir.

2 Pelez les agrumes à vif et levez les suprêmes.

3 Concassez grossièrement les amandes et faites-les torréfier quelques minutes dans une poêle très chaude.

4 Assemblez tous les ingrédients avec le jus réduit et servez sans attendre.

EXPRESS

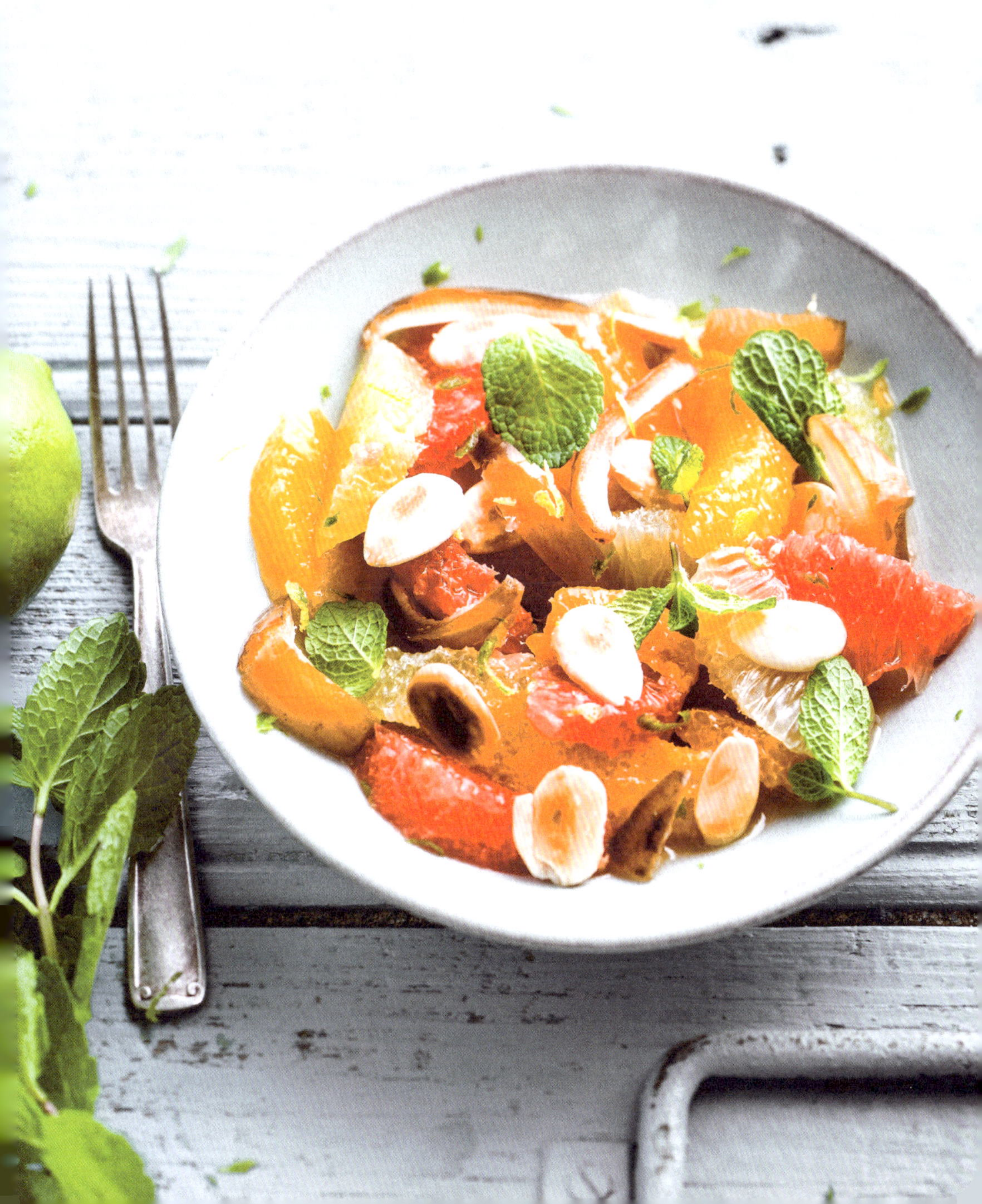

SALADE MULTIVITAMINÉE

POUR 4 PERSONNES

Préparation : 10 min
Repos : 2 h

1 grenade
250 g de framboises
200 g de raisin
10 feuilles de basilic ciselées
3 c. à soupe de miel d'acacia

1 Égrainez la grenade et mélangez-la avec les framboises et les grains de raisin coupés en 2. Ajoutez le basilic et le miel, puis mélangez pour enrober les fruits.

2 Réservez 2 h au réfrigérateur. Servez bien frais.

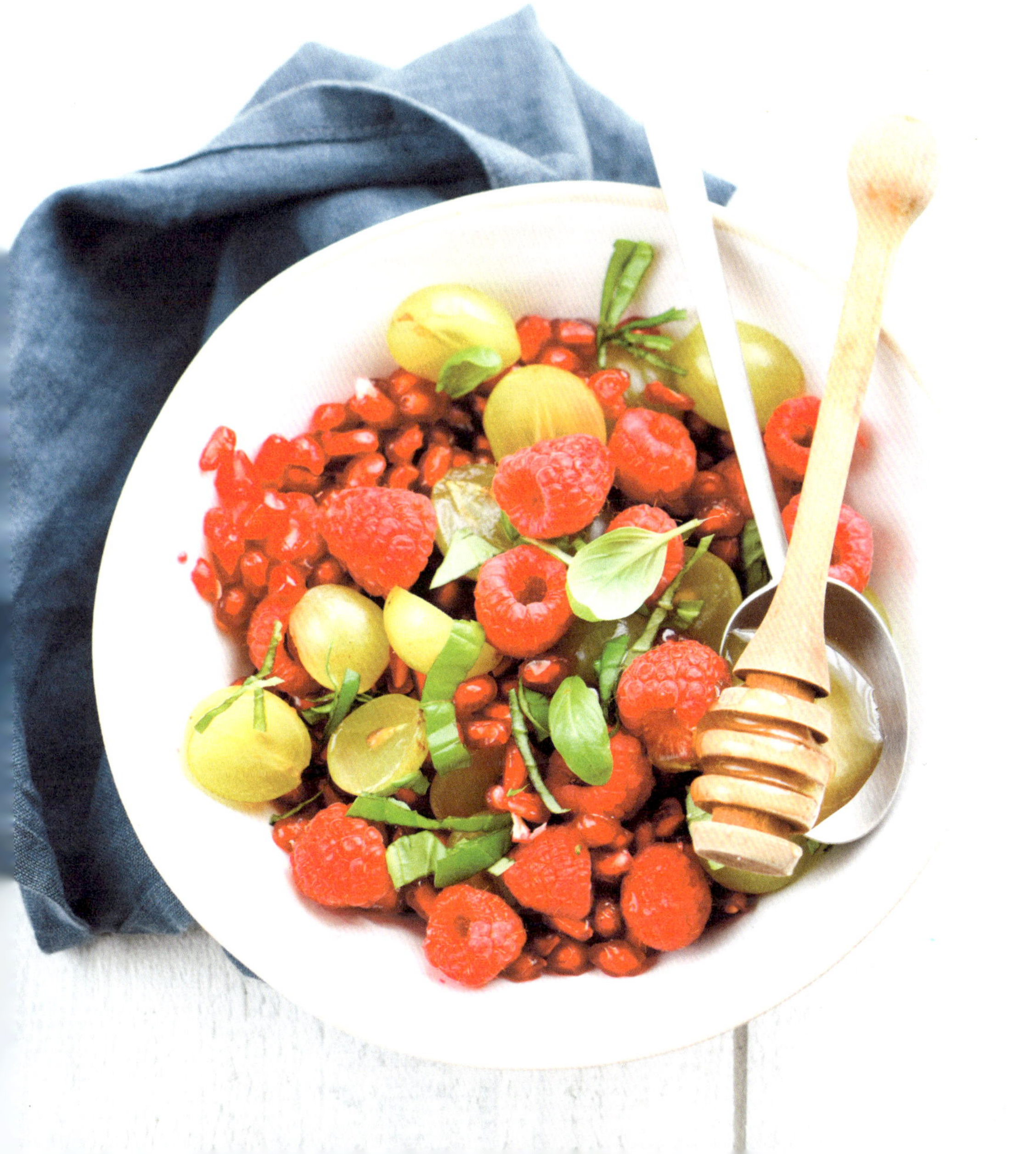

ABRICOTS RÔTIS, MIEL ET ROMARIN

POUR 4 PERSONNES

Préparation : 5 min
Cuisson : 15 min

8 abricots
3 c. à soupe de miel
4 branches de romarin

1 Dénoyautez les abricots. Piquez 3 ou 4 oreillons sur chaque branche de romarin (vous pouvez retirer quelques feuilles de romarin pour faciliter l'opération) et déposez les brochettes dans un plat allant au four.

2 Nappez de miel et enfournez 15 min à 180 °C. Servez dès la sortie du four.

EXPRESS

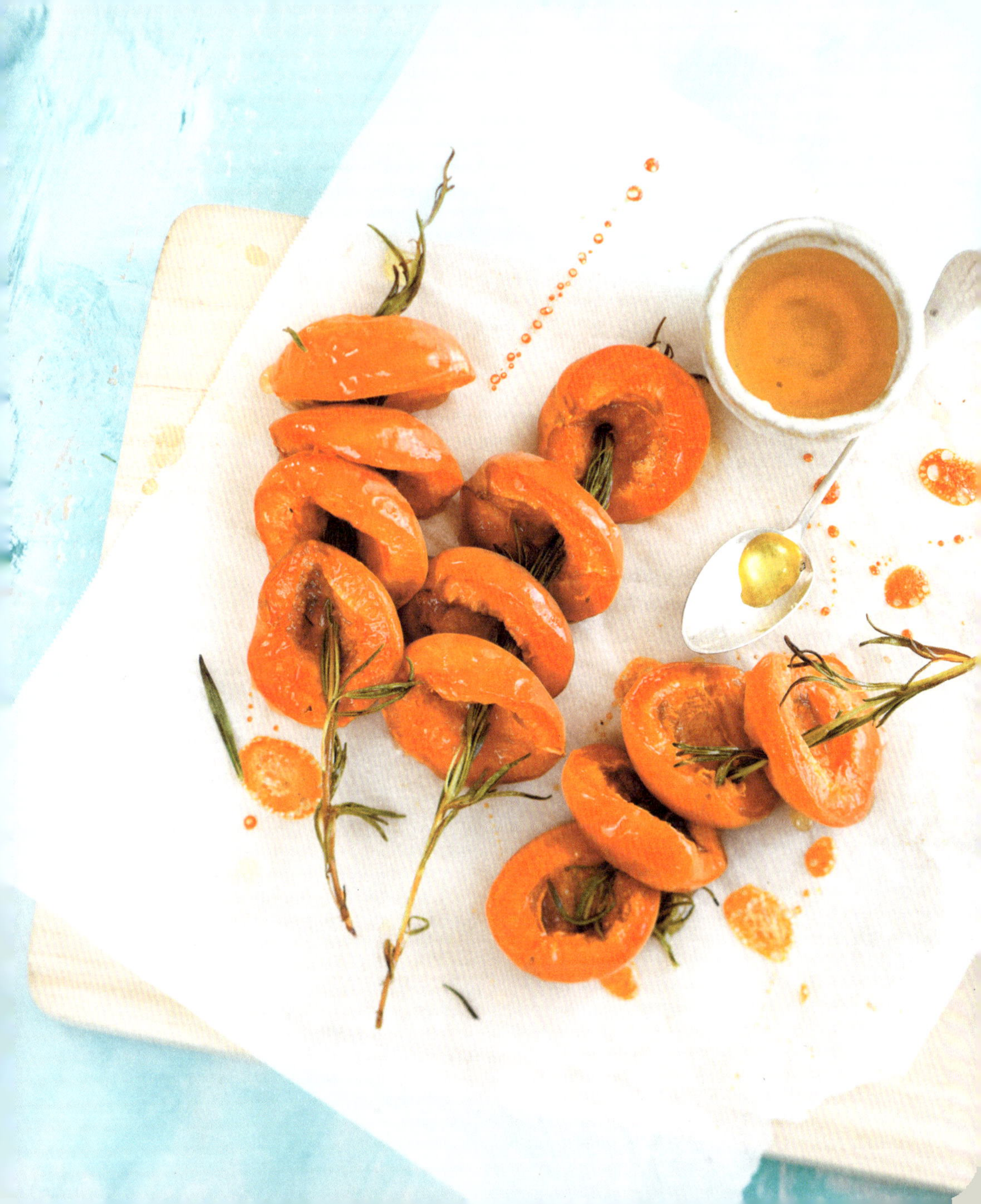

POMMES AU FOUR FOURRÉES

POUR 6 PERSONNES

Préparation : 30 min
Cuisson : 40 min

6 pommes Gala
le zeste et le jus de 1 citron vert
50 g de cerneaux de noix
100 g de fruits secs au choix
160 g de mascarpone

1 Préchauffez le four à 180 °C. Coupez le zeste en fins bâtonnets.

2 Découpez un chapeau à un tiers de la hauteur de chaque pomme. Évidez-les à l'aide d'une cuillère parisienne, sans percer la peau. Arrosez les boules obtenues et l'intérieur des pommes avec le jus de citron, puis remettez les boules dans les pommes.

3 Mélangez le zeste de citron, les noix grossièrement concassées, les fruits secs et le mascarpone. Versez cette préparation à l'intérieur des pommes. Replacez le chapeau. Enfournez 40 min.

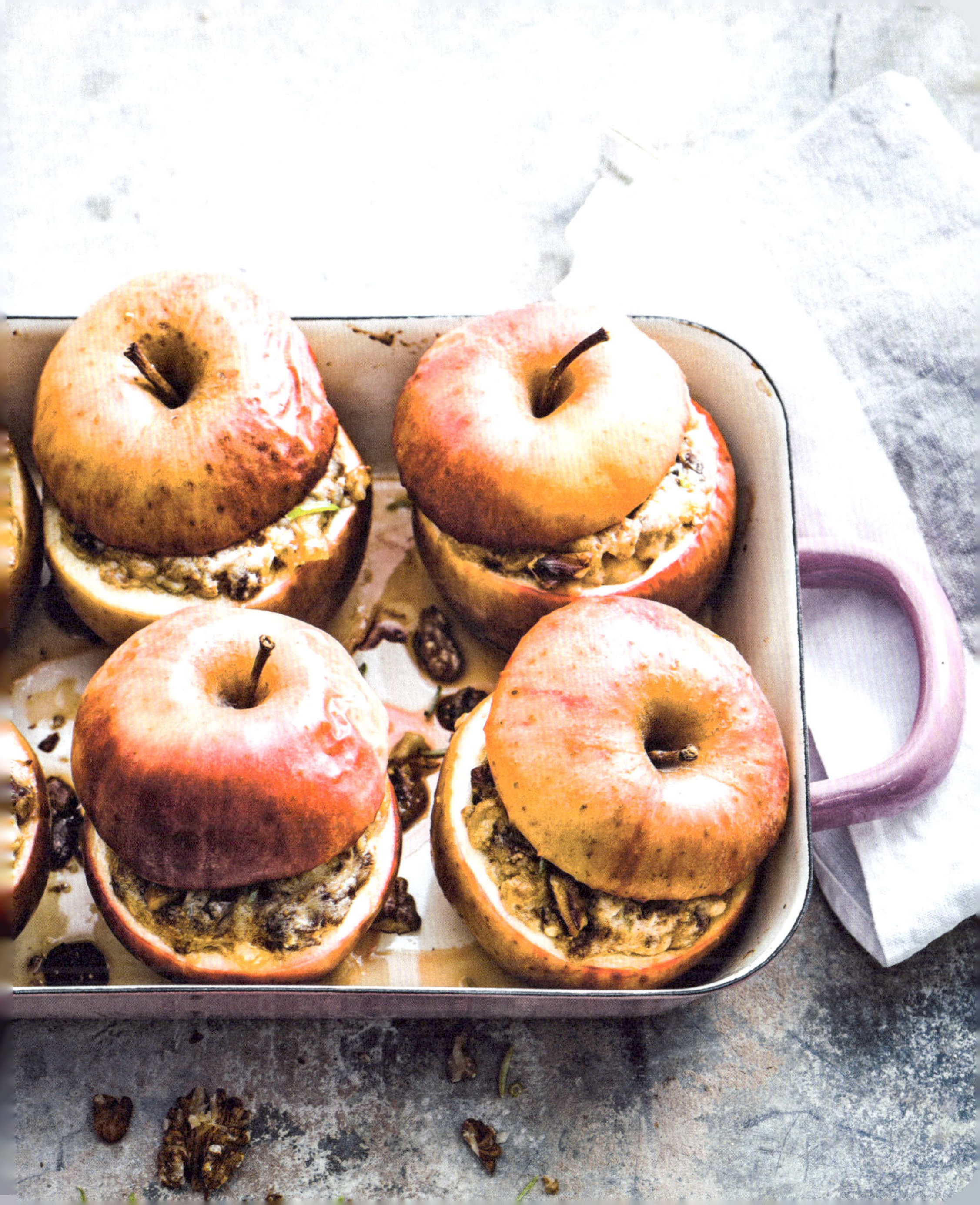

FIGUES
AU FOUR

POUR 4 PERSONNES

Préparation : 10 min
Cuisson : 15 min

12 figues
3 c. à soupe de sirop d'agave
fleur de sel
2 c. à soupe d'amandes effilées

1 Incisez le sommet des figues en croix, puis déposez-les dans un plat allant au four.

2 Arrosez de sirop d'agave, ajoutez un peu de fleur de sel et enfournez 15 min à 180 °C.

3 Faites griller à sec les amandes effilées. Parsemez les figues d'amandes grillées et servez chaud.

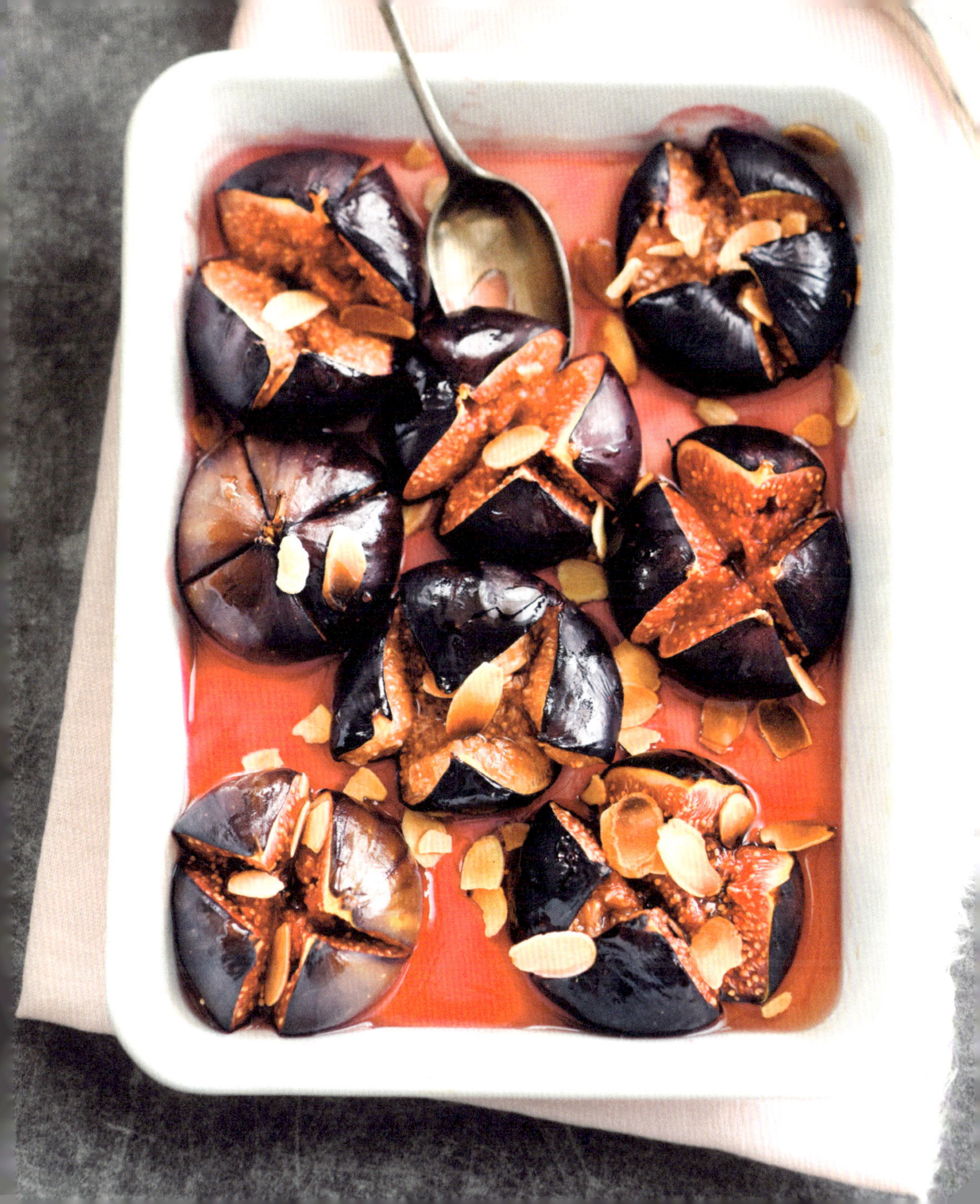

ANANAS RÔTI À LA VANILLE

POUR 4 PERSONNES

Préparation : 15 min
Cuisson : 20 min

1 ananas
le jus d'1 orange
1 gousse de vanille
le zeste d'1 citron vert

1 Déposez l'ananas coupé en 8 dans une poêle et faites chauffer à feu vif. Lorsqu'il est bien doré, ajoutez le jus de l'orange et la gousse de vanille fendue en 2. Baissez le feu, couvrez et laissez cuire 15 min en remuant de temps en temps.

2 Retirez l'ananas et faites réduire le jus. Servez chaud, avec le jus réduit et le zeste du citron vert.

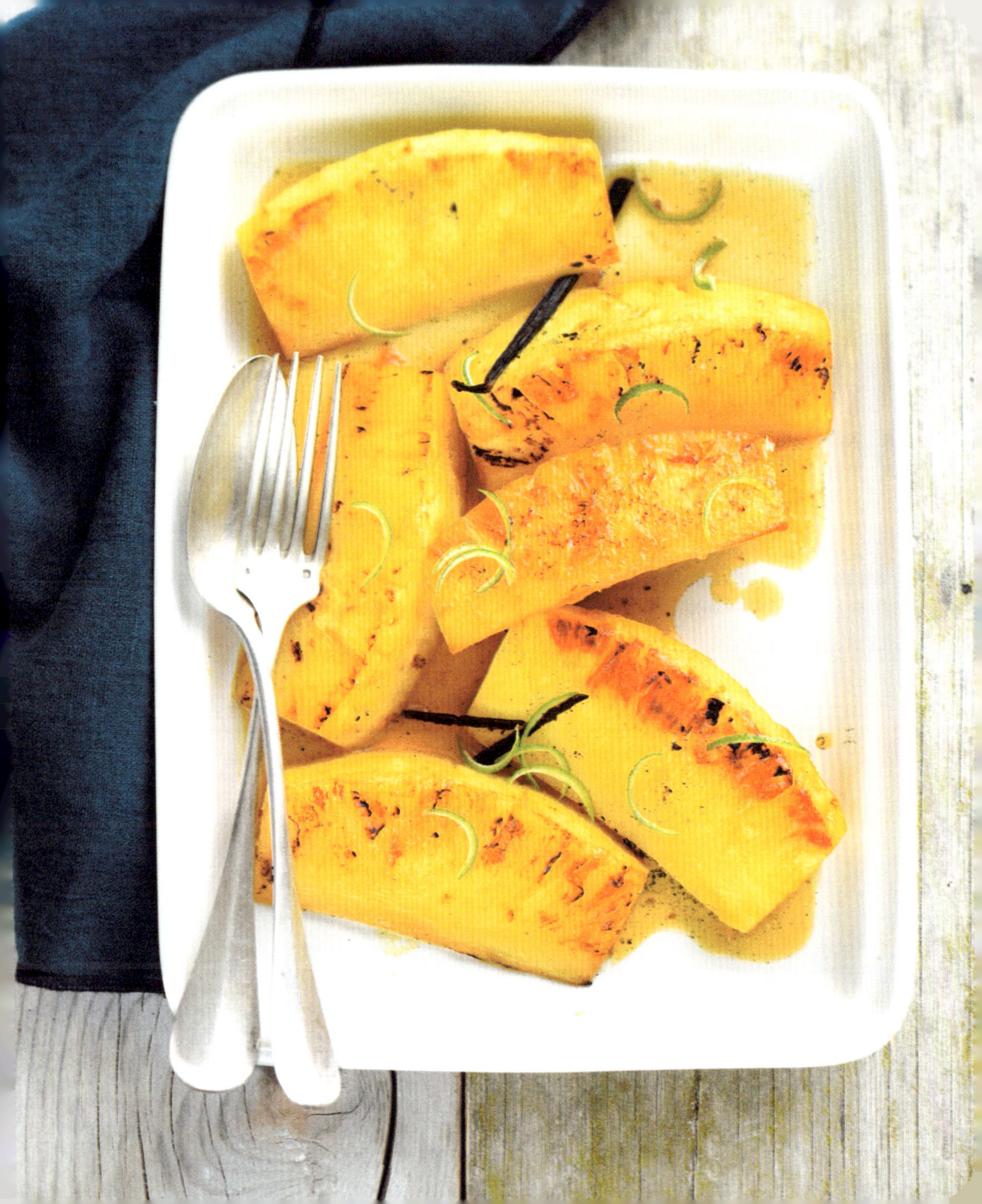

MANGUES RÔTIES MIEL ET CITRON

POUR 4 PERSONNES

Préparation : 10 min
Cuisson : 25 min

3 belles mangues mûres
4 c. à soupe de miel liquide
le zeste de 1 citron vert
le jus de 2 citrons verts
80 g de noix de coco fraîche en copeaux

1 Préchauffez le four à 180 °C. Coupez les mangues en 2 et retirez les noyaux, puis coupez-les en lamelles un peu épaisses. Mélangez le miel avec le jus de citron vert et le zeste.

2 Disposez les mangues sur une plaque de cuisson et arrosez avec le mélange au miel. Ajoutez les copeaux de noix de coco.

3 Enfournez 25 min, jusqu'à ce que les mangues commencent à rendre du jus. Servez encore chaud ou tiède.

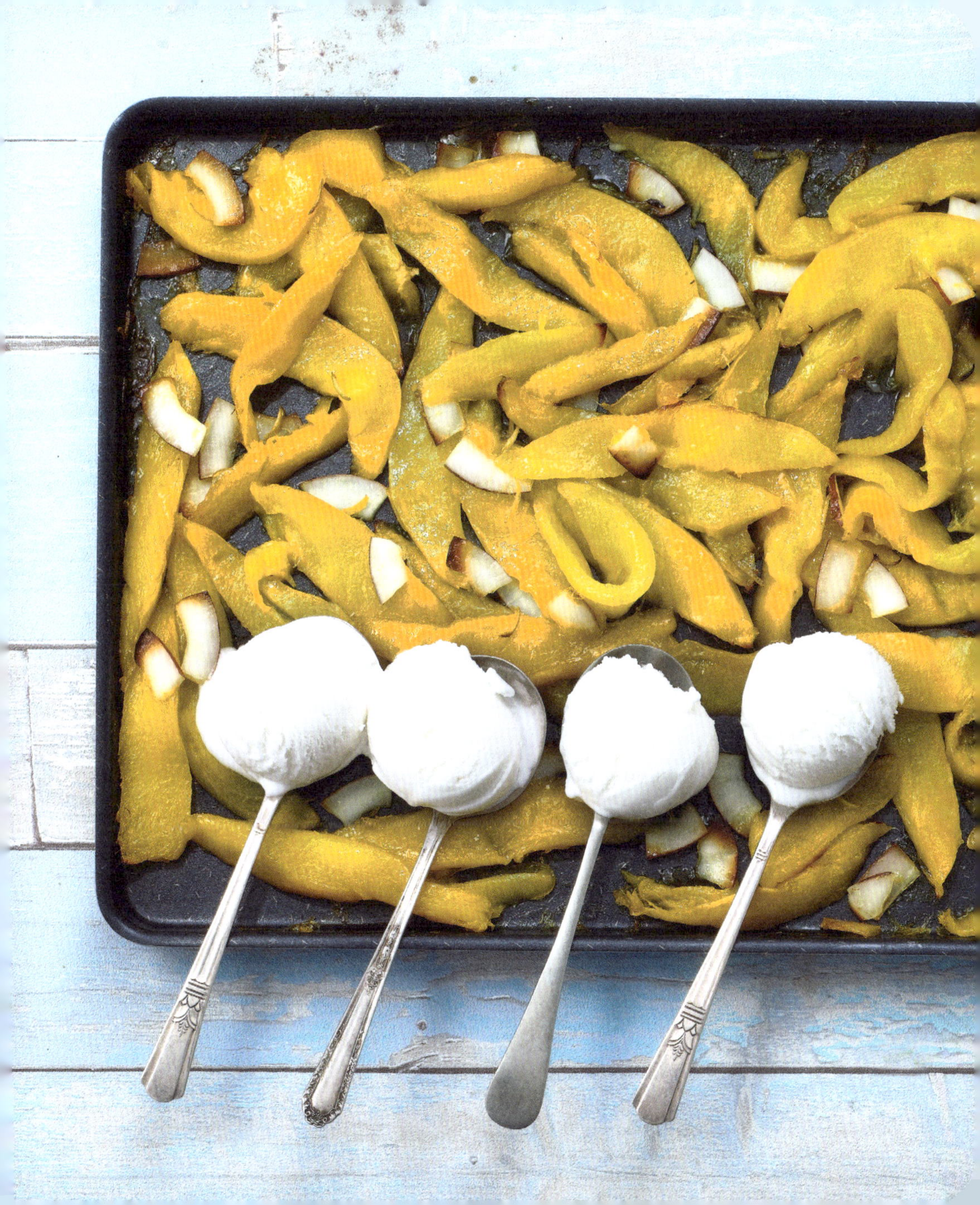

POIRES POCHÉES AU VIN MOELLEUX

POUR 4 PERSONNES

Préparation : 15 min
Cuisson : 45 min

4 poires williams pas trop mûres
50 cl de vin blanc moelleux
50 cl de pur jus de poire
le zeste et le jus d'1 citron
2 gousses de cardamome
1 bâton de cannelle
2 étoiles de badiane
1 gousse de vanille

1 Versez le jus de poire dans une casserole et faites-le réduire 15 min à feu doux. Ajoutez le vin, les épices, les graines de vanille et le zeste de citron, et portez à petits bouillons 15 min.

2 Épluchez les poires et arrosez-les de jus de citron.

3 Ajoutez les poires dans le sirop et faites-les cuire à feu doux 15 min, en les retournant régulièrement. Servez tiède, avec un peu de sirop.

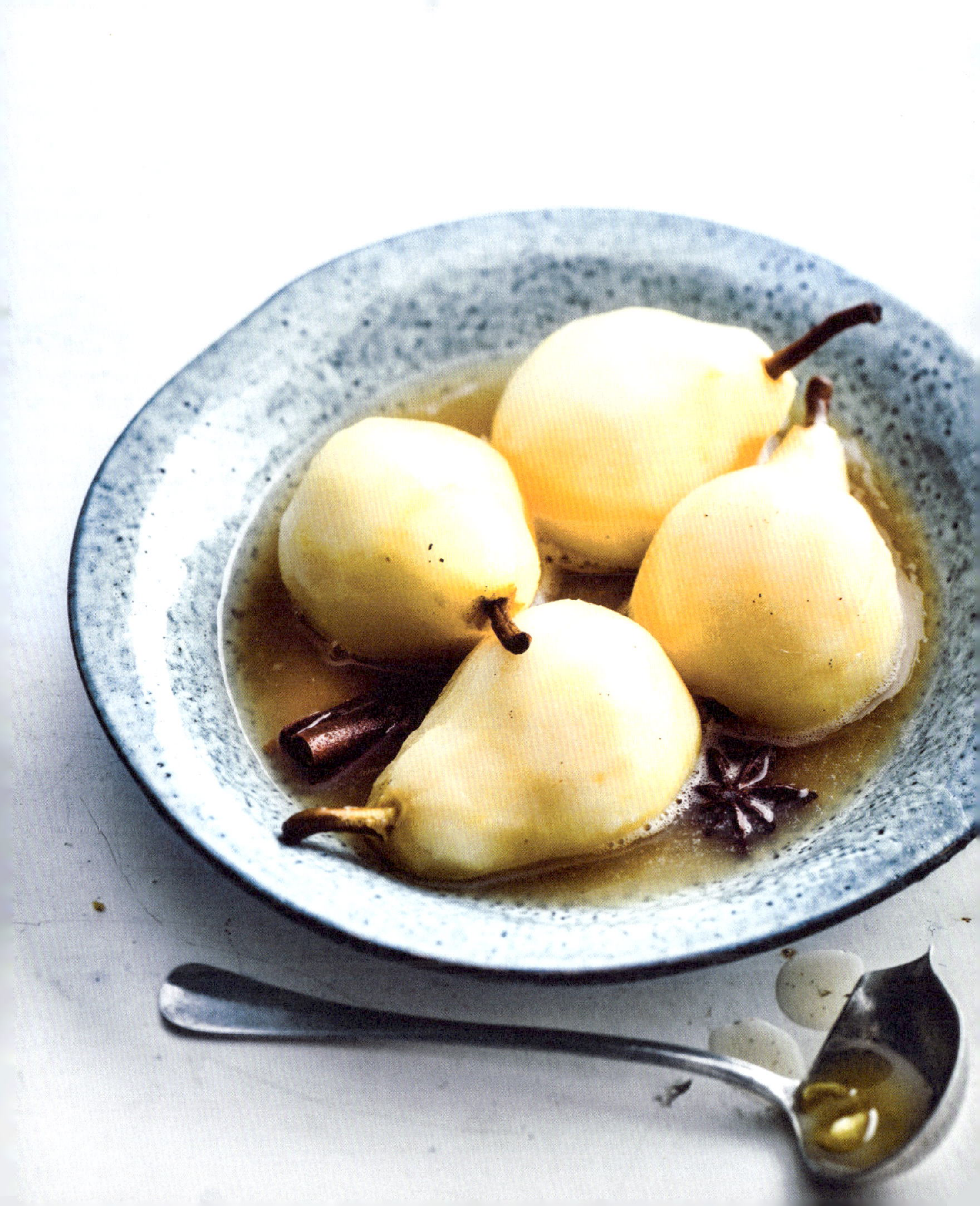

TAJINE DE FIGUES, MIEL ET ROMARIN

POUR 4 PERSONNES

Préparation : 10 min
Cuisson : 10 min

10 grosses figues
5 c. à soupe de miel
1 branche de romarin
1 c. à café de cardamome verte éclatée
2 verres de muscat

1 Dans le tajine chaud, colorez les figues dans le miel. Ajoutez le romarin et la cardamome et terminez par le muscat.

2 Laissez mijoter 10 min à couvert et à feu moyen.

EXPRESS

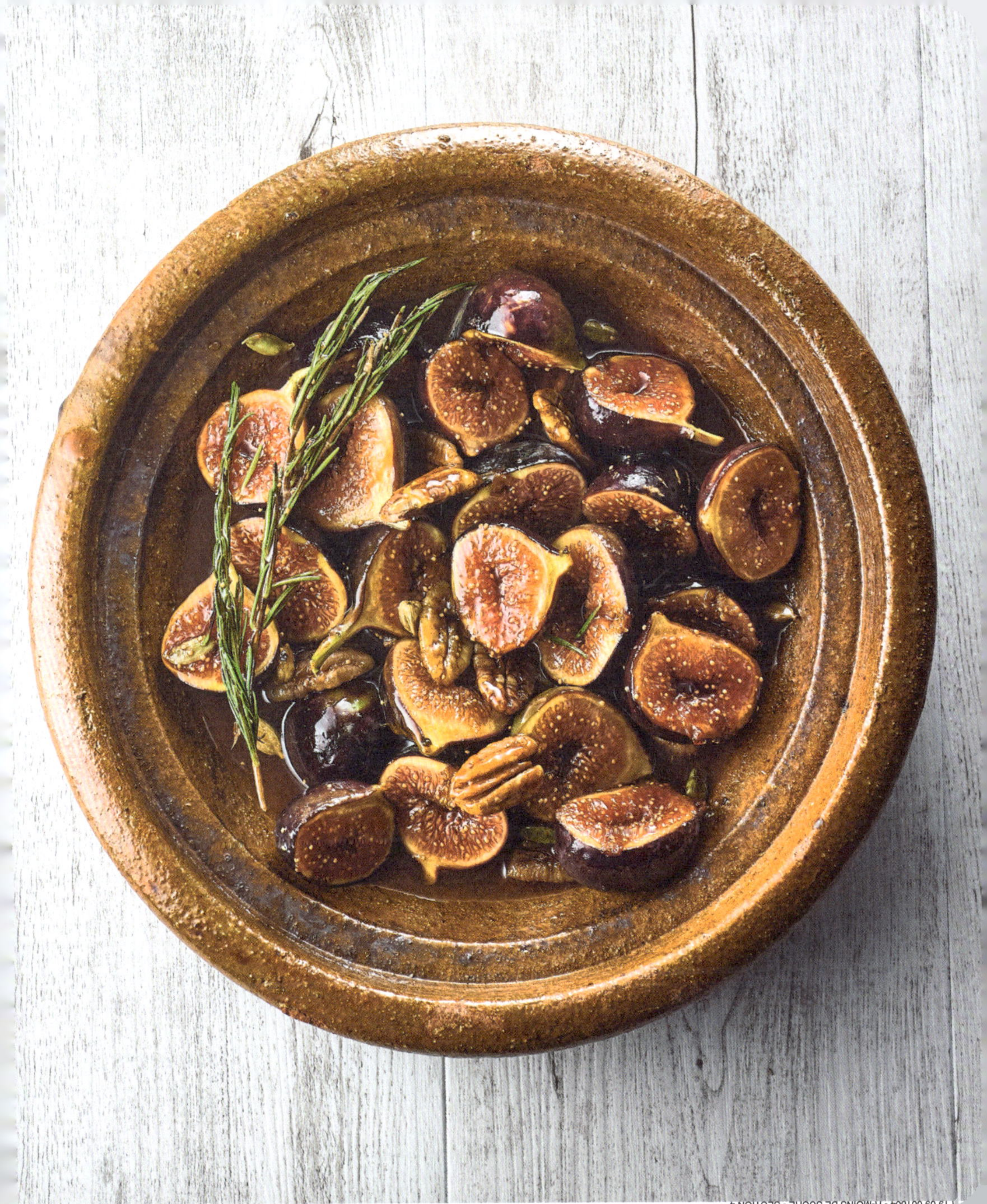

CRUMBLE DE PRUNES

POUR 4 À 6 PERSONNES

Préparation : 20 min
Cuisson : 35 à 40 min

25 cl de jus d'orange
80 g de pruneaux dénoyautés
100 g de farine
30 g d'amandes en poudre
70 g de beurre très froid en petits morceaux
600 g de quetsches dénoyautées, coupées en 2
le zeste de 1 orange

1 Faites réduire de moitié le jus d'orange dans une sauteuse.

2 Hachez grossièrement les pruneaux. Mélangez la farine, la poudre d'amandes et le beurre du bout des doigts jusqu'à obtenir une texture sablée. Ajoutez les pruneaux et amalgamez-les bien à la pâte. Réservez au frais.

3 Préchauffez le four à 180 °C. Ajoutez les quetsches au jus réduit, puis le zeste et laissez compoter 10 min. Placez-les ensuite dans un plat allant au four et couvrez de pâte à crumble. Enfournez 20 à 25 min.

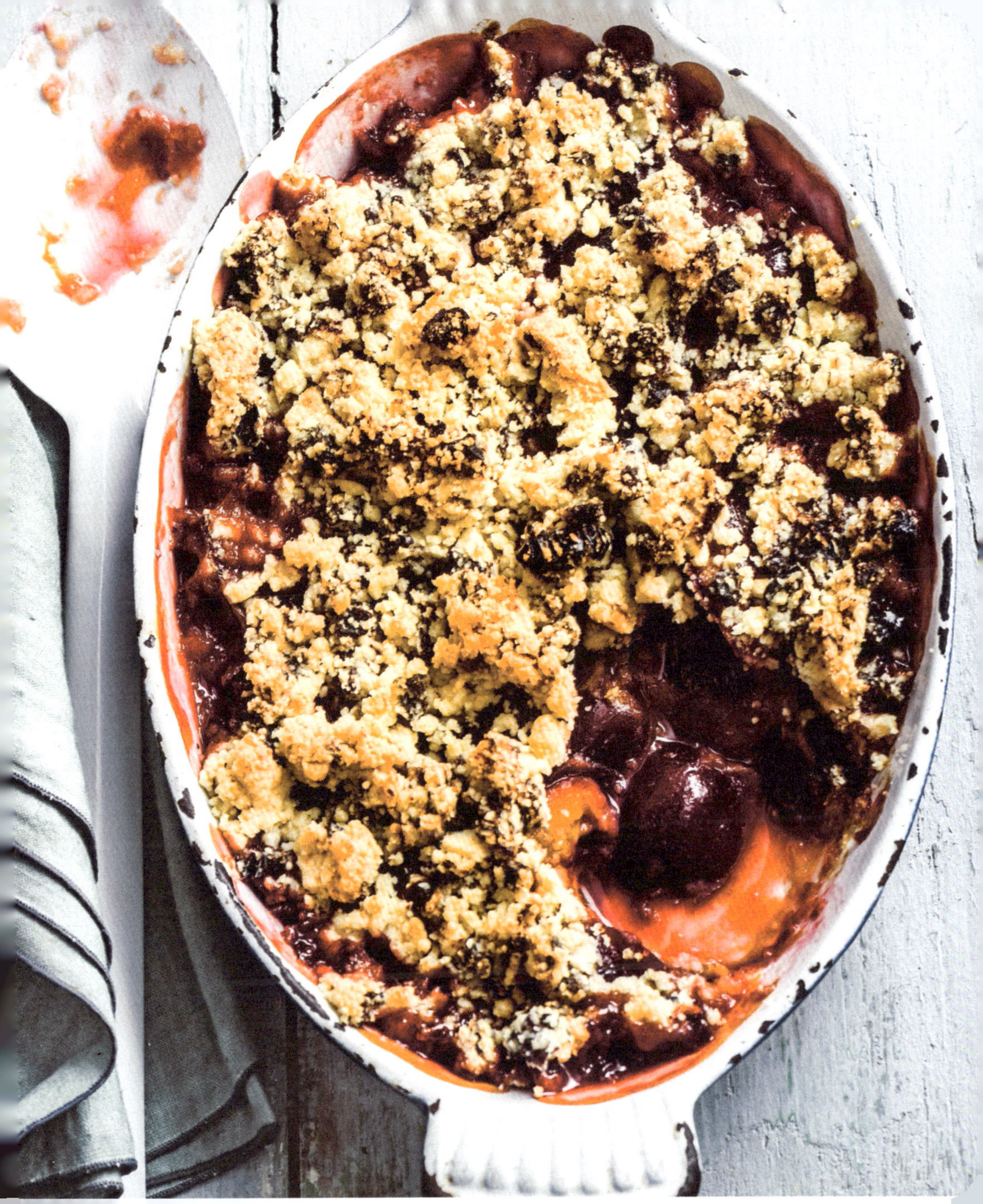

GRATINS DE POIRES

POUR 4 GRATINS

Préparation : 15 min
Cuisson : 25 min

4 poires épluchées
20 g de sucre de coco
4 cl de crème liquide allégée à 12 % de MG

1 Préchauffez le four à 180 °C. Retirez le trognon et les pépins des poires, puis coupez-les en lamelles.

2 Disposez les lamelles de poire dans 4 petits plats à gratin. Saupoudrez légèrement de sucre de coco, puis versez la crème.

3 Enfournez 25 min. Servez les gratins tièdes.

SANS GLUTEN

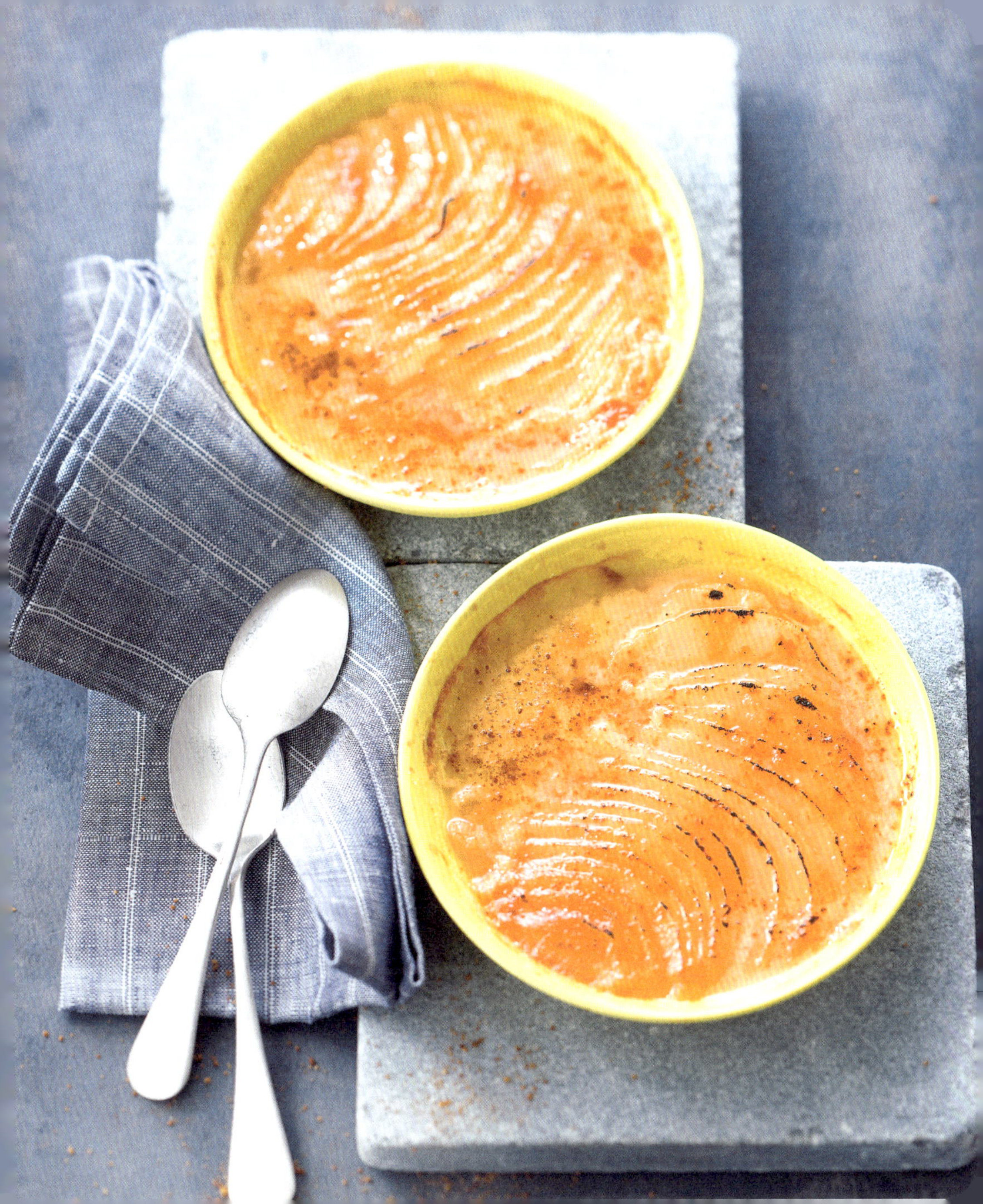

AUMÔNIÈRES POMMES ET RAISINS SECS

POUR 4 AUMÔNIÈRES

Préparation : 15 min
Cuisson : 15 min

4 pommes Gala épluchées, en lamelles
4 feuilles de brick
30 g de raisins secs de Corinthe
1 c. à café de cannelle en poudre
4 pointes de couteau de vanille de Madagascar en poudre

1 Préchauffez le four à 210 °C. Placez les feuilles de brick sur une plaque recouverte de papier sulfurisé. Mettez les lamelles de pommes au centre de chaque feuille de brick. Ajoutez des raisins secs, saupoudrez de cannelle et de vanille en poudre.

2 Façonnez des aumônières avec les feuilles de brick (remontez les bords) et fermez-les avec de la ficelle de cuisine ou un élastique de cuisson. Enfournez 15 min.

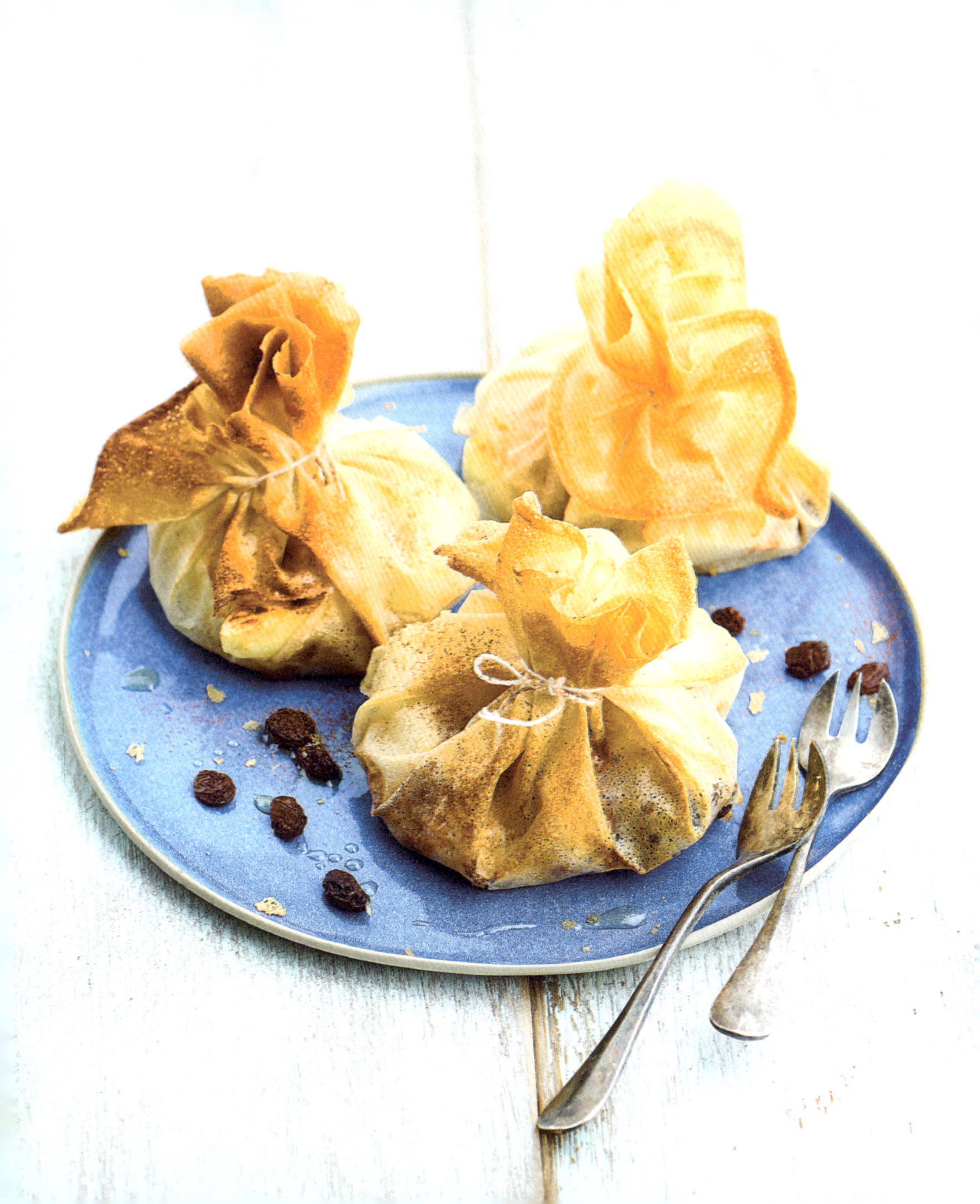

PAPILLOTES EXOTIQUES VANILLÉES

POUR 4 PAPILLOTES

Préparation : 15 min
Cuisson : 20 min

4 kakis épluchés, en dés
4 fruits de la Passion
4 pointes de couteau de vanille de Madagascar en poudre

1 Préchauffez le four à 210 °C. Découpez 4 carrés de papier sulfurisé. Répartissez les dés de kakis au centre de chacun.

2 Ouvrez les fruits de la Passion en 2. Récupérez la pulpe et déposez-la sur les dés de kakis. Saupoudrez de vanille.

3 Refermez les papillotes et placez-les dans une lèchefrite. Enfournez 20 min.

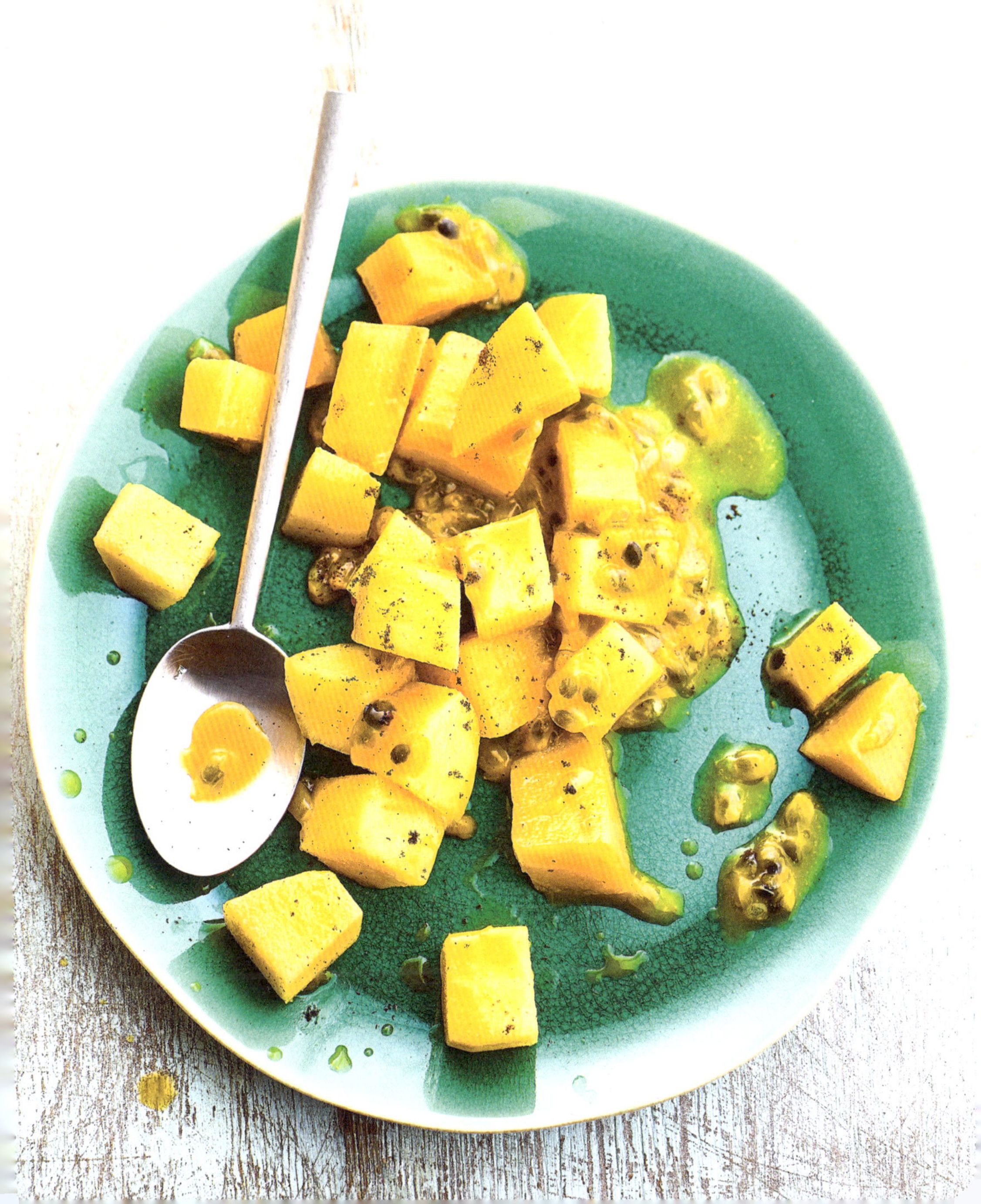

SAMOUSSAS FRAMBOISES, CHOCOLAT-PISTACHE

POUR 10 SAMOUSSAS

Préparation : 10 min
Cuisson : 7 à 8 min

10 feuilles de brick
10 g de beurre fondu
150 g de framboises
150 g de chocolat noir à 90 % de cacao
40 g de pistaches concassées non salées

1 Préchauffez le four à 200 °C. Badigeonnez chaque feuille de brick de beurre et pliez chaque feuille en 2. Rabattez la partie arrondie vers le haut de façon à obtenir une bande de pâte. Déposez à l'extrémité droite de la bande 1 carré de chocolat, 1/2 c. à café de pistaches concassées et 3 framboises coupées en 2. Repliez la pâte en biais vers la gauche sur la garniture de façon à former un triangle. Continuez de plier en triangle jusqu'au bout de la bande. Glissez le morceau de feuille de brick qui dépasse dans la dernière pliure, comme pour fermer une enveloppe.

2 Déposez les samoussas sur une plaque de four recouverte de papier sulfurisé. Enfournez 7 ou 8 min, jusqu'à ce que les samoussas soient dorés.

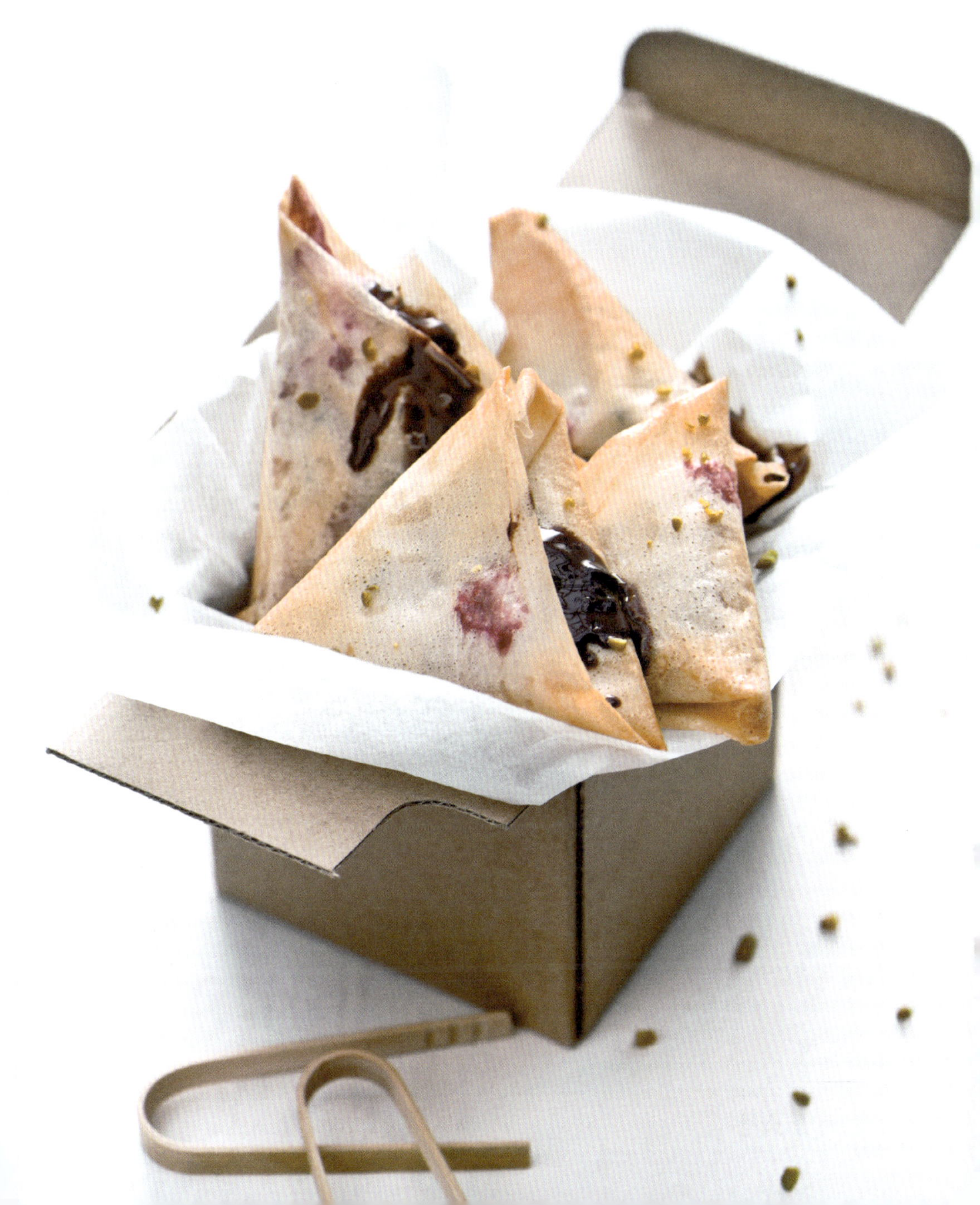

RICE ROLLS FRAMBOISES, MANGUE, PÊCHE

POUR 10 ROULEAUX

Préparation : 15 min

10 galettes de riz
100 g de framboises
1/2 mangue en bâtonnets
1 pêche épluchée, en tranches
125 g de fraises en tranches
quelques feuilles de menthe ciselées

POUR LA SAUCE À L'ABRICOT

1 c. à soupe de confiture d'abricots
1 yaourt brassé
1/2 c. à café de vanille en poudre

1 Mélangez tous les ingrédients de la sauce.

2 Faites tremper 1 galette de riz 30 sec dans de l'eau tiède. Lorsqu'elle est souple, posez-la sur un torchon propre.

3 Garnissez la galette d'une bande de fruits dans la moitié supérieure, en laissant 1 cm de chaque côté et 3 cm au-dessus. Terminez par la menthe sans trop la remplir pour ne pas la déchirer.

4 Confectionnez le rouleau : rabattez le bord supérieur, puis les côtés comme pour former une enveloppe puis roulez du haut vers le bas en serrant au maximum. Réalisez ainsi les 10 rouleaux.

SANS GLUTEN

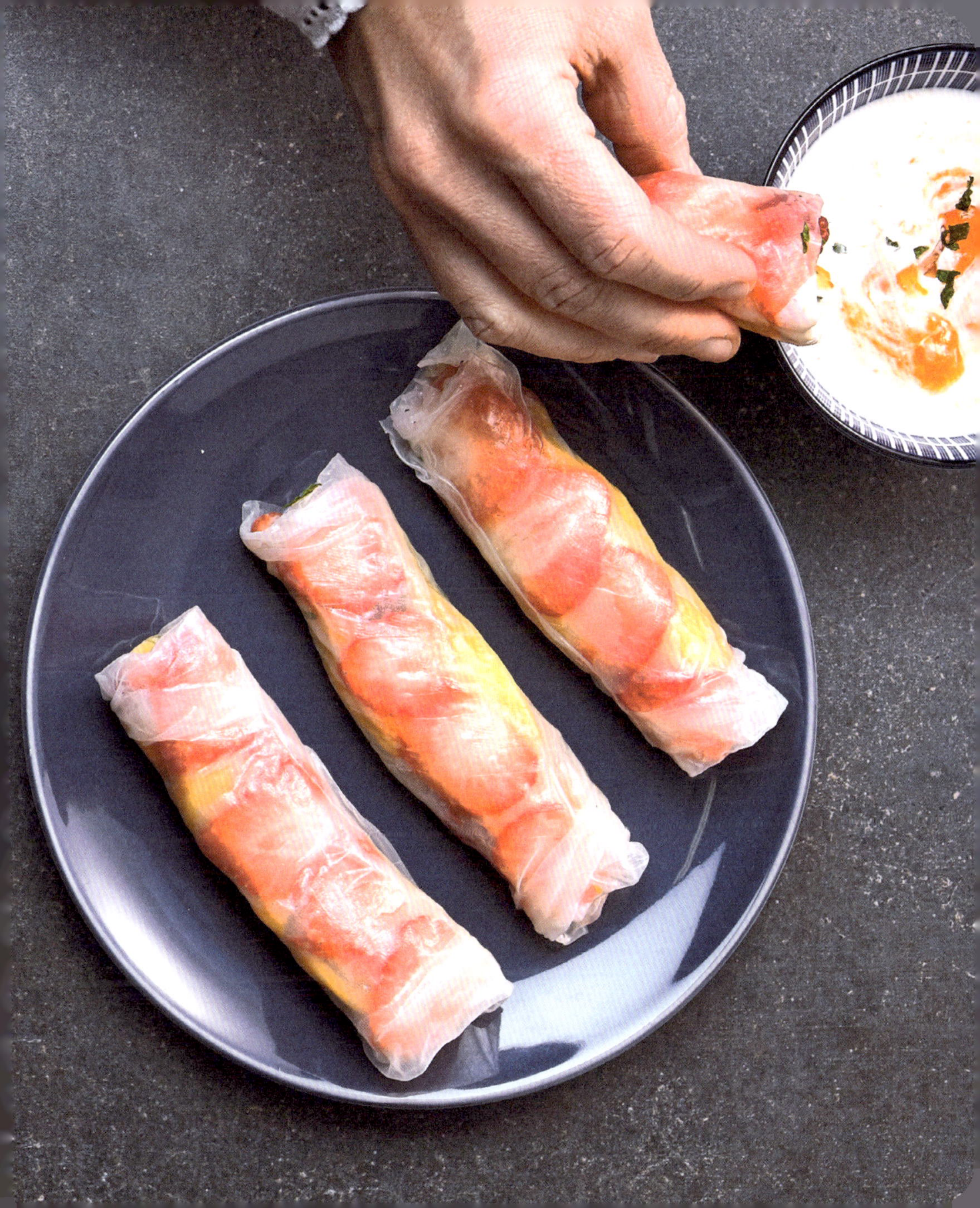

RICE ROLLS POMME ET CLÉMENTINE

POUR 10 ROULEAUX

Préparation : 15 min
Cuisson : 3 min

10 galettes de riz
1 pomme en bâtonnets
2 clémentines
1/2 c. à café de cannelle en poudre
1 c. à soupe d'amandes effilées
1 c. à soupe de raisins secs
150 g de compote de pommes

1 Faites torréfier les amandes dans une poêle chaude 2 ou 3 min. Réhydratez les raisins dans de l'eau tiède quelques minutes.

2 Coupez chaque quartier de clémentine en 2 dans la longueur. Mélangez la compote avec la cannelle. Faites tremper 1 galette de riz 30 sec dans de l'eau tiède. Lorsqu'elle est souple, posez-la sur un torchon propre.

3 Garnissez la galette d'1 c. à café de compote puis de pomme et de clémentine sur la partie supérieure, en laissant 1 cm de chaque côté et 3 cm au-dessus. Terminez en parsemant d'amandes et de raisins secs sans trop la remplir pour ne pas la déchirer.

4 Confectionnez le rouleau : rabattez le bord supérieur, puis les côtés comme pour former une enveloppe puis roulez du haut vers le bas en serrant au maximum. Réalisez ainsi les 10 rouleaux.

SANS GLUTEN

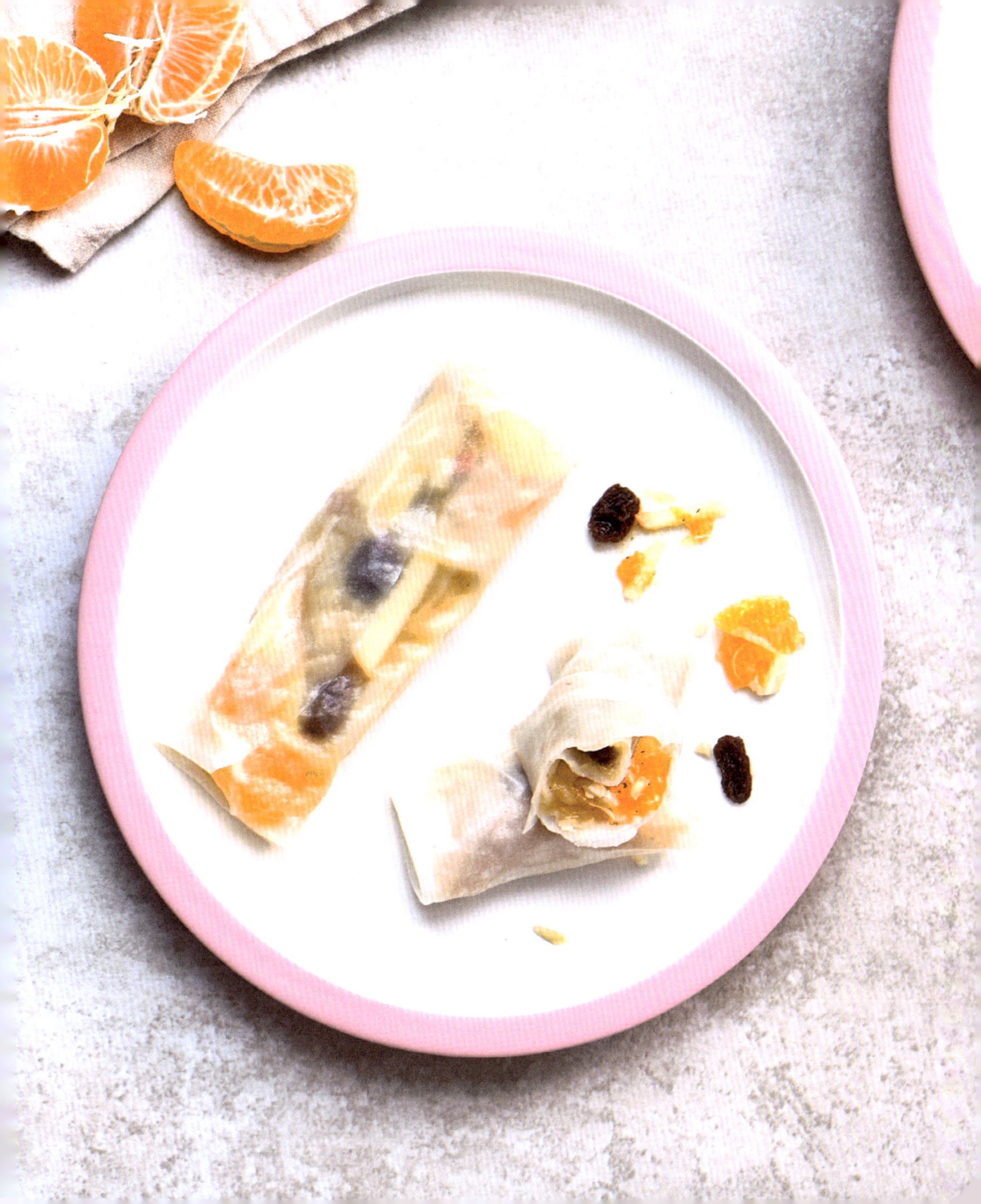

SUSHIS AUX FRUITS, LAIT DE COCO

POUR 16 SUSHIS

Préparation : 40 min
Cuisson : 15 min

125 g de riz à sushi
5 cl de lait de coco
4 fraises
1 kiwi
4 framboises
2 c. à soupe de sésame blond
1 c. à soupe de stévia

1 Faites cuire le riz à sushi dans 23 cl d'eau additionnée de 2 cl de lait de coco. Le riz est cuit lorsque tout le liquide est absorbé, comptez 15 min. Laissez refroidir.

2 Détaillez les fruits en fines lamelles. Humidifiez-vous les mains pour former les sushis. Formez 16 sushis, puis déposez les lamelles de fruits sur chacun. Saupoudrez les sushis de sésame.

3 Dans une casserole, faites tiédir les 3 cl de lait de coco restants, puis ajoutez la stévia. Mélangez et servez cette sauce avec les sushis.

SANS LACTOSE

SANS GLUTEN

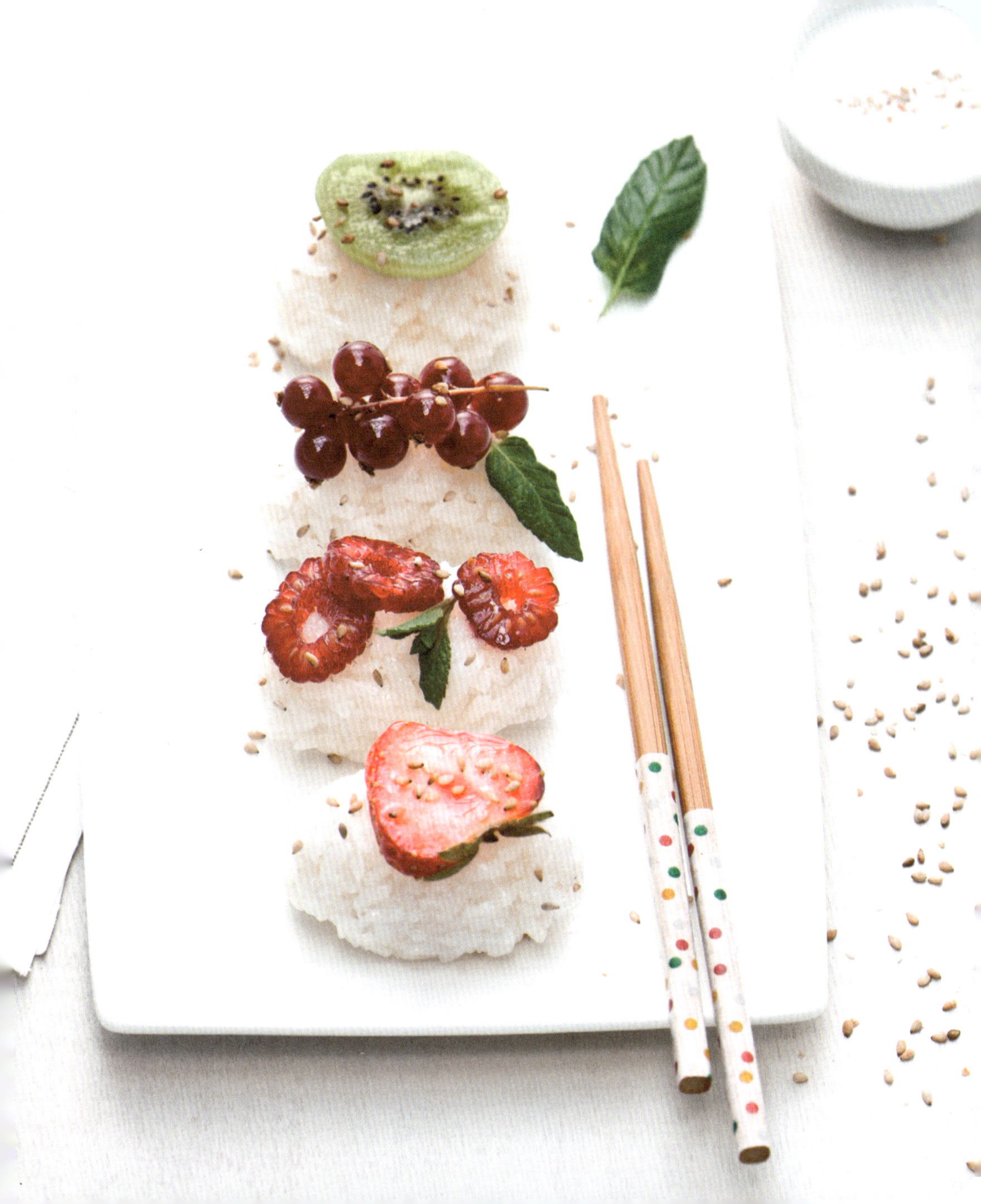

NAGE D'ORANGES AUX ÉPICES

POUR 4 PERSONNES

Préparation : 10 min
Cuisson : 10 min
Réfrigération : 1 h

6 oranges
1 bâton de cannelle
1/2 gousse de vanille Bourbon
2 étoiles de badiane
1 mangue

1 Pressez le jus de 4 oranges. Portez-le à ébullition avec la cannelle, la demi-gousse de vanille fendue et grattée et la badiane. Comptez 10 min de cuisson, puis laissez refroidir.

2 Coupez les oranges restantes et la mangue en dés et disposez-les dans 4 coupes. Versez le jus d'orange épicé dessus.

3 Placez les coupes au réfrigérateur 1 h. Servez bien frais.

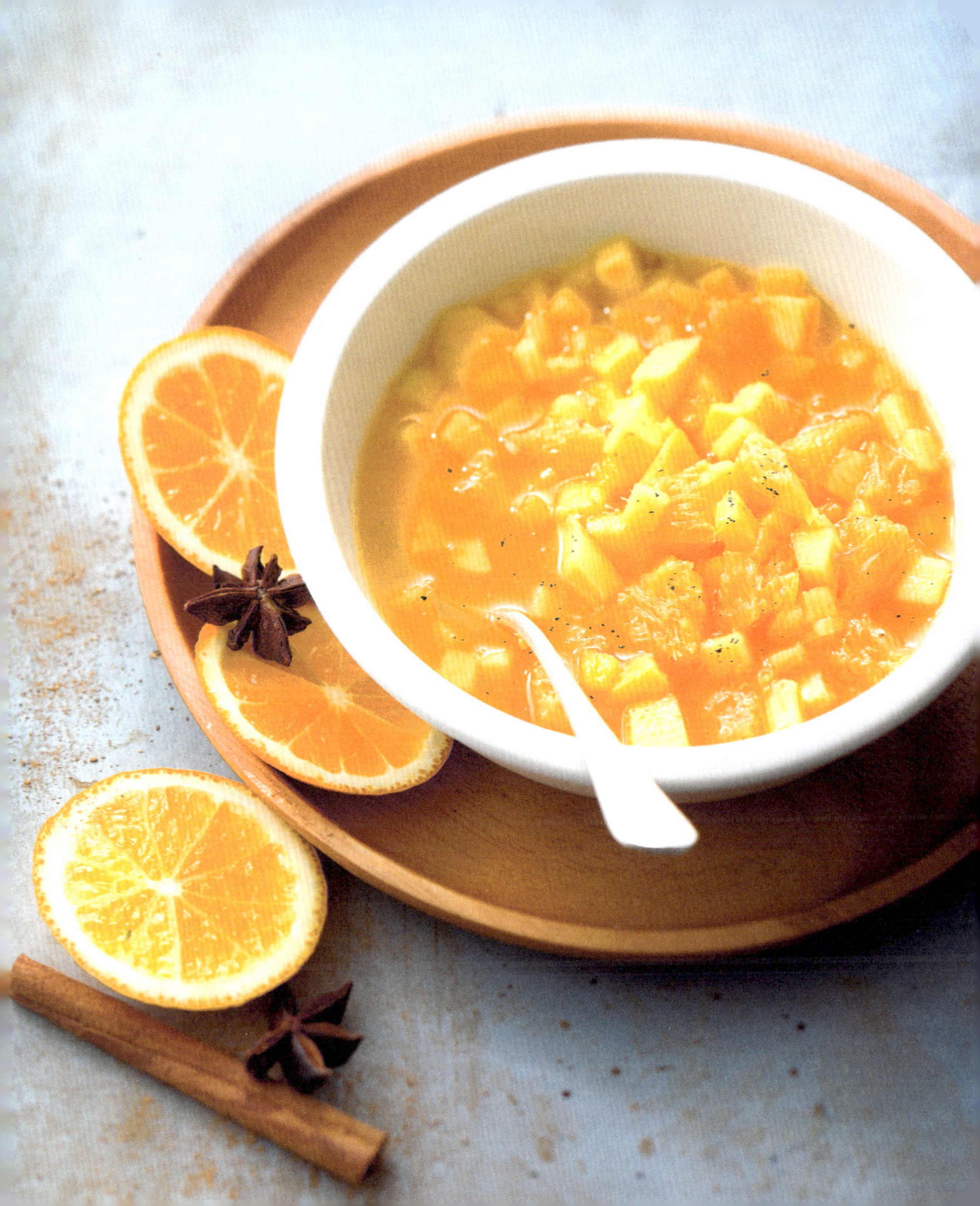

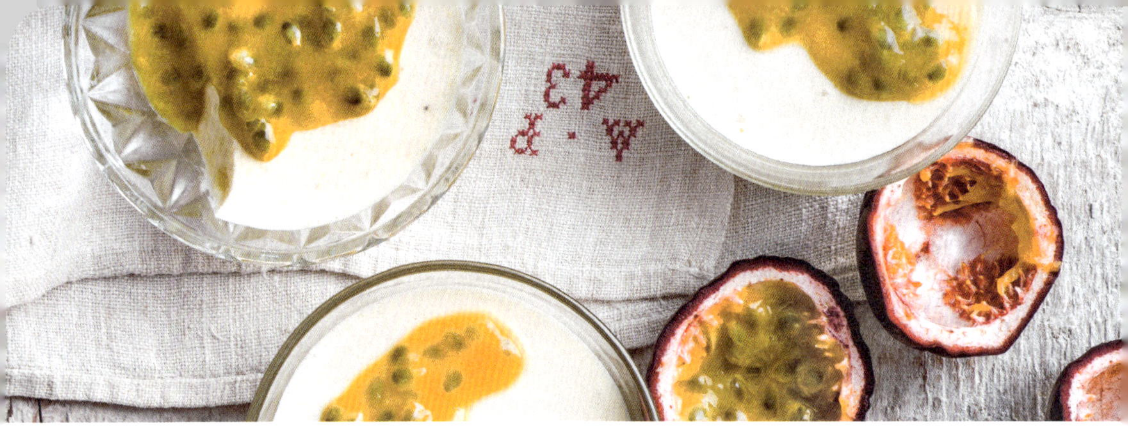

CRÈMES, MOUSSES & DESSERTS GLACÉS

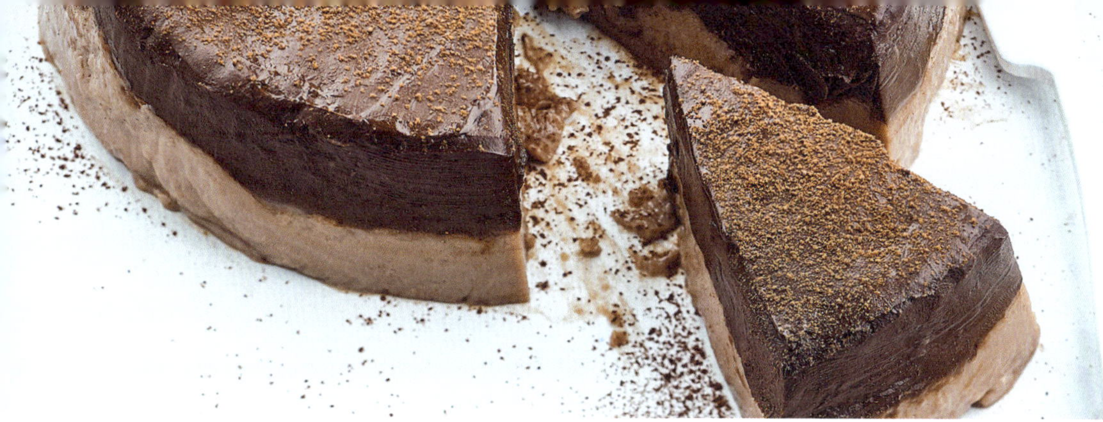

RIZ AU LAIT AUX FRUITS SECS

POUR 4 RIZ AU LAIT

Préparation : 10 min
Cuisson : 35 à 45 min
Réfrigération : 30 min

120 g de riz rond complet
85 cl de lait demi-écrémé
1/2 gousse de vanille Bourbon
5 c. à soupe de sirop d'agave
20 g de pignons de pin
30 g de cerneaux de noix
10 g d'amandes effilées

1 Faites précuire le riz 3 min dans de l'eau bouillante. Portez à ébullition le lait et la demi-gousse de vanille fendue et grattée. Égouttez le riz, puis mettez-le dans une casserole avec le lait et faites cuire 30 à 40 min, sans couvercle, à feu très doux, jusqu'à absorption du liquide.

2 Retirez la demi-gousse de vanille et ajoutez 40 g de sirop d'agave en fin de cuisson. Répartissez le riz au lait dans 4 ramequins.

3 Concassez grossièrement les pignons, les noix et les amandes. Faites-les caraméliser dans une poêle avec le reste de sirop d'agave, puis répartissez-les sur les riz au lait. Placez les ramequins 30 min au frais.

SANS GLUTEN

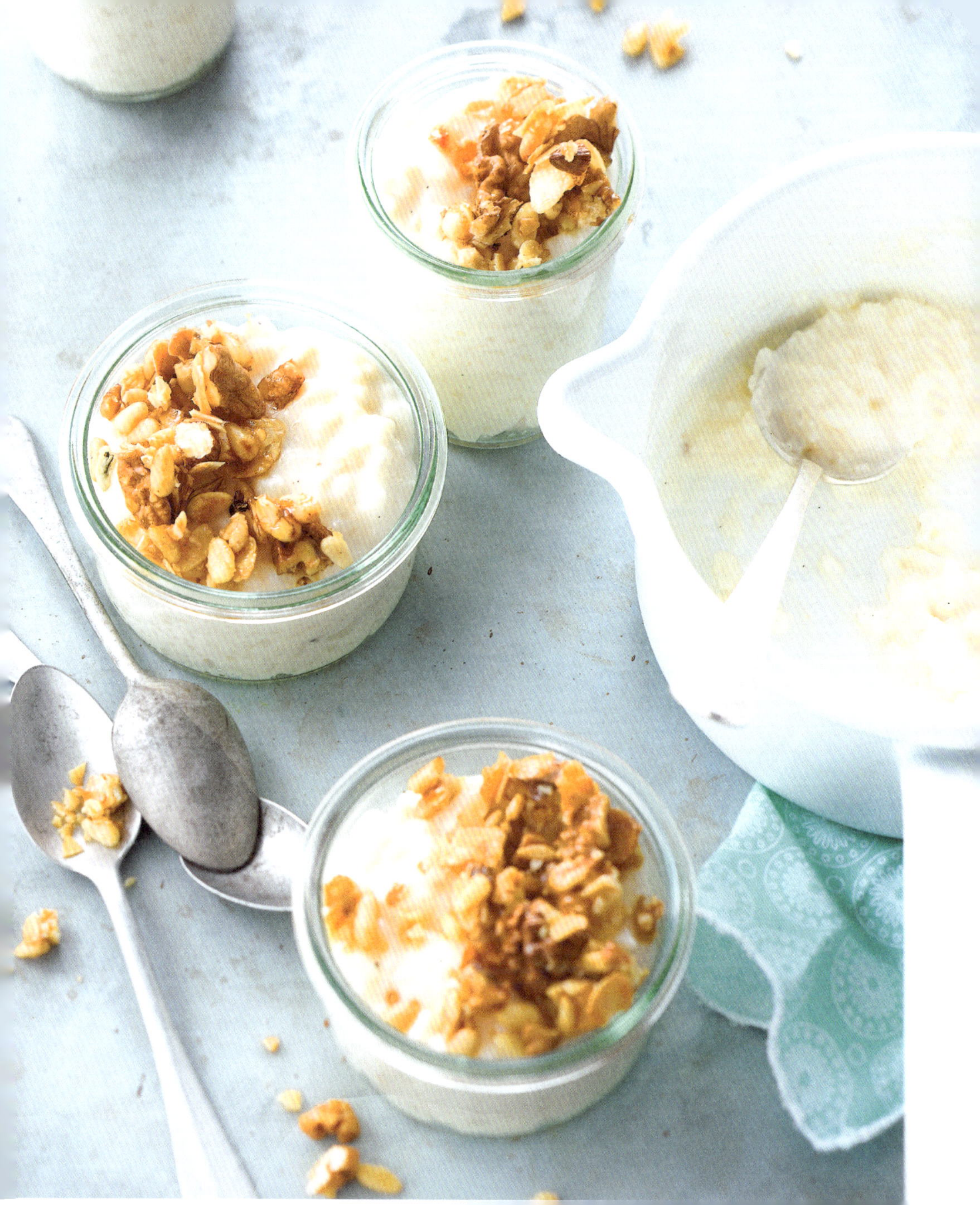

RIZ AU LAIT TOUT ORANGE

POUR 6 RIZ AU LAIT

Préparation : 30 min
Cuisson : 40 à 45 min

250 g de carottes en rondelles
65 cl de lait
15 cl de lait de coco
10 cl de jus d'orange frais
10 c. à soupe de sirop d'agave
180 g de riz rond

1 Faites cuire les carottes 20 min dans de l'eau bouillante. Déposez-les dans un blender, puis mixez-les avec 30 cl de lait afin d'obtenir une purée bien lisse.

2 Versez cette purée dans une casserole, ajoutez le reste du lait, le lait de coco, le jus d'orange, le sirop d'agave et le riz.

3 Faites cuire le riz jusqu'à absorption complète du liquide, 20 à 25 min. Remuez souvent. Répartissez le riz au lait dans 6 ramequins. Servez tiède.

SANS GLUTEN

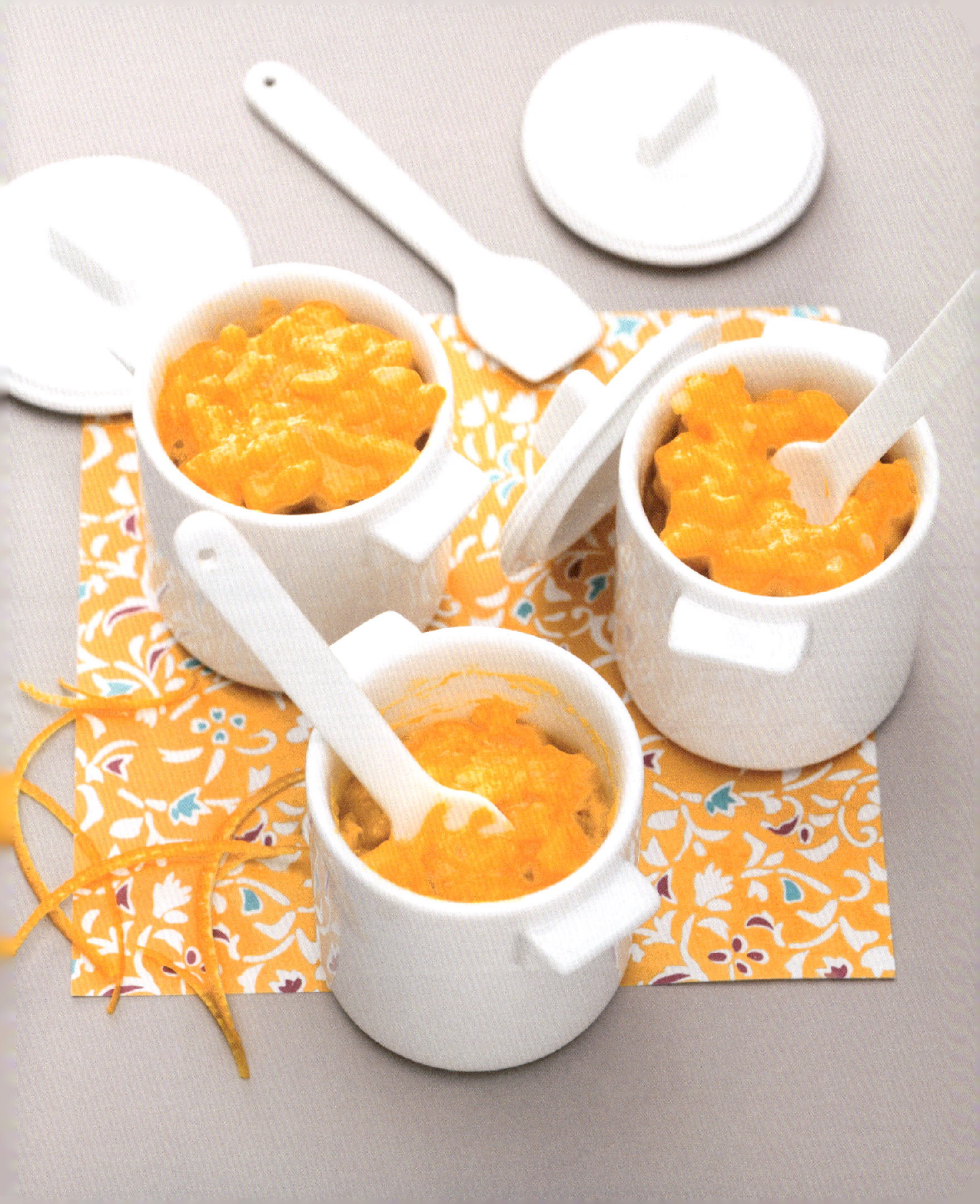

TIMBALE DE QUINOA AUX ABRICOTS

POUR 2 PERSONNES

Préparation : 20 min
Cuisson : 15 min
Réfrigération : 2 h

50 g de quinoa
100 g d'abricots frais coupés en 2
10 cl de jus de pomme sans sucres ajoutés
1 pincée de cannelle en poudre
1 c. à soupe d'extrait de vanille liquide
5 cl d'eau de fleur d'oranger

1 Rincez le quinoa sous l'eau courante, puis plongez-le dans une casserole d'eau bouillante 15 min.

2 Placez les abricots dans une casserole avec le jus de pomme, la cannelle et la vanille. Faites compoter 15 min à feu moyen et à couvert.

3 Égouttez le quinoa et mélangez-le avec la compotée d'abricots. Incorporez l'eau de fleur d'oranger.

4 Versez la préparation dans un saladier et réservez 2 h au réfrigérateur. Servez dans des timbales individuelles.

SANS LACTOSE

SANS GLUTEN

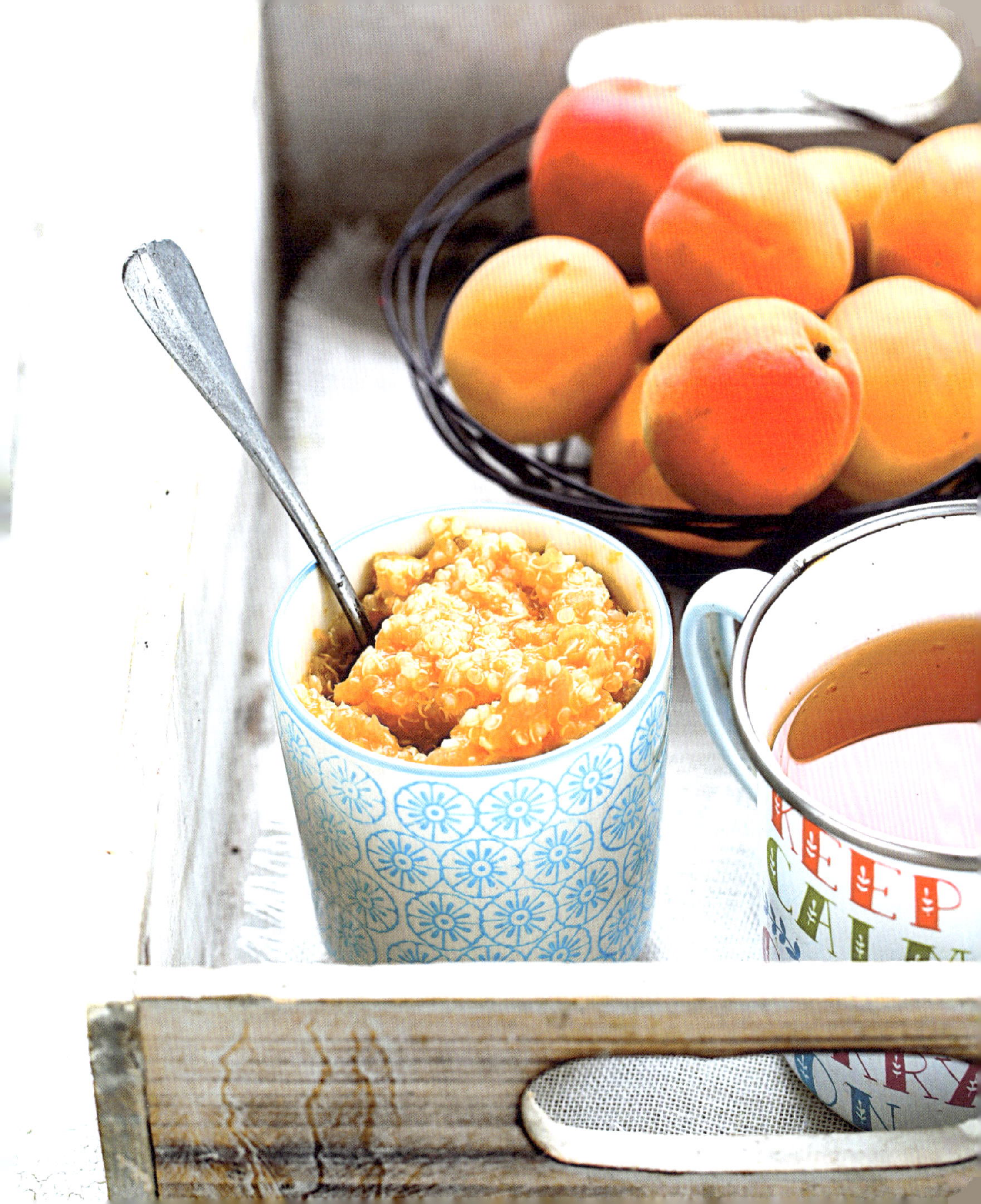
KEEP

FLANS ANANAS NOIX DE COCO

POUR 4 PERSONNES

Préparation : 5 min
Cuisson : 30 min

300 g d'ananas au jus, sans sucre ajouté
10 cl de lait demi-écrémé
2 œufs
10 g de noix de coco râpée

1 Préchauffez le four à 180 °C. Mixez l'ananas, le lait, 10 cl d'eau, les œufs et la noix de coco. Versez le mélange dans des ramequins et enfournez 30 min.

2 Placez au frais jusqu'au moment de servir.

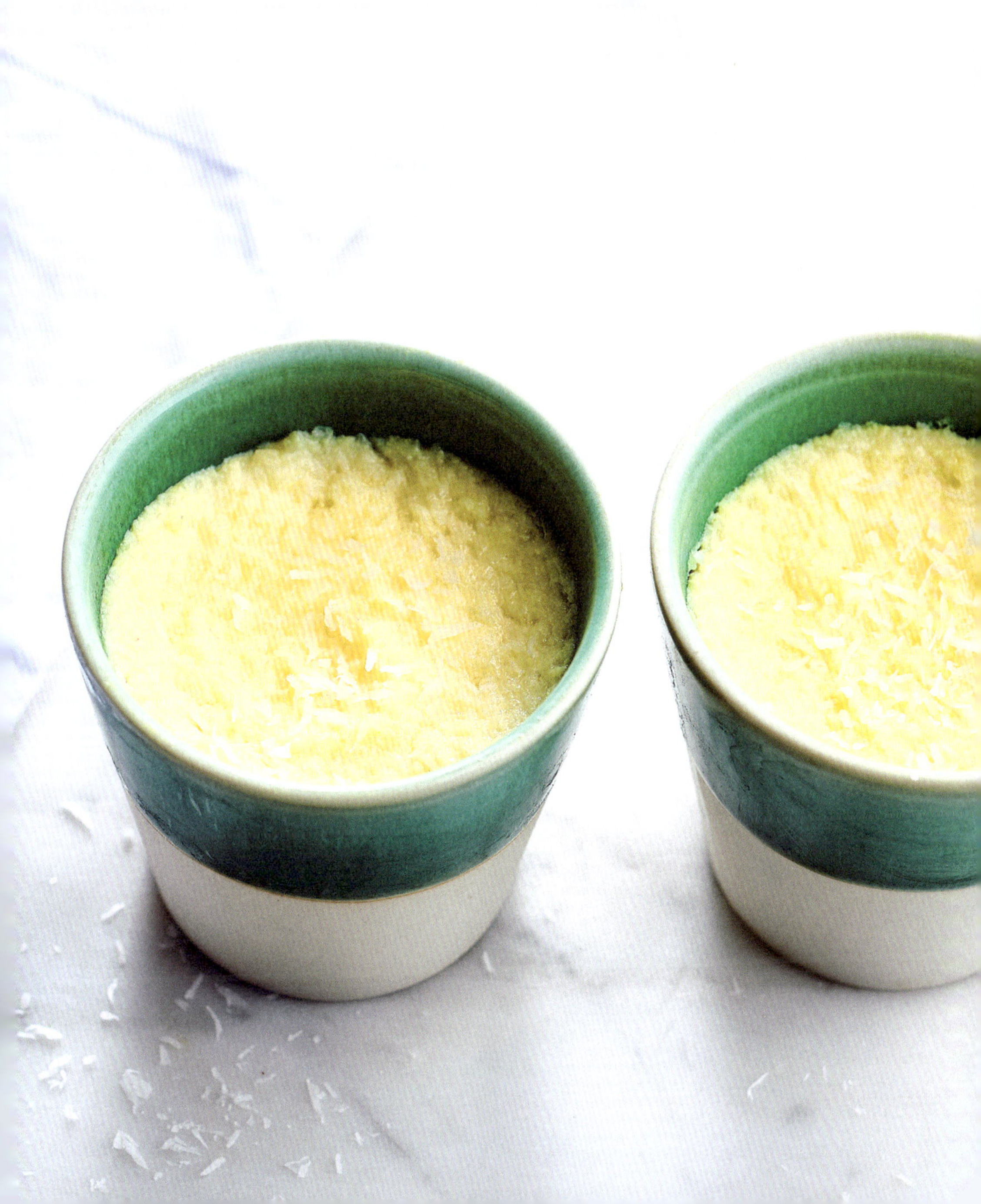

PANNA COTTA À LA MANGUE

POUR 4 PANNA COTTA

Préparation : 15 min
Réfrigération : 3 h

30 cl de crème liquide
2 petites mangues mûres
7 g de gélatine
2 fruits de la Passion très mûrs

1 Faites ramollir les feuilles de gélatine dans un bol d'eau froide. Mixez la chair de mangue avec la moitié de la crème liquide.

2 Faites chauffer la crème liquide restante, égouttez la gélatine et ajoutez-la à la crème chaude (hors du feu). Mélangez bien.

3 Ajoutez la crème tiède au mélange crème-mangues. Mélangez bien et versez la préparation dans 4 ramequins. Réservez au frais 3 h.

4 Coupez les fruits de la Passion en 2. Prélevez la pulpe et ajoutez-la sur le dessus de chaque panna cotta.

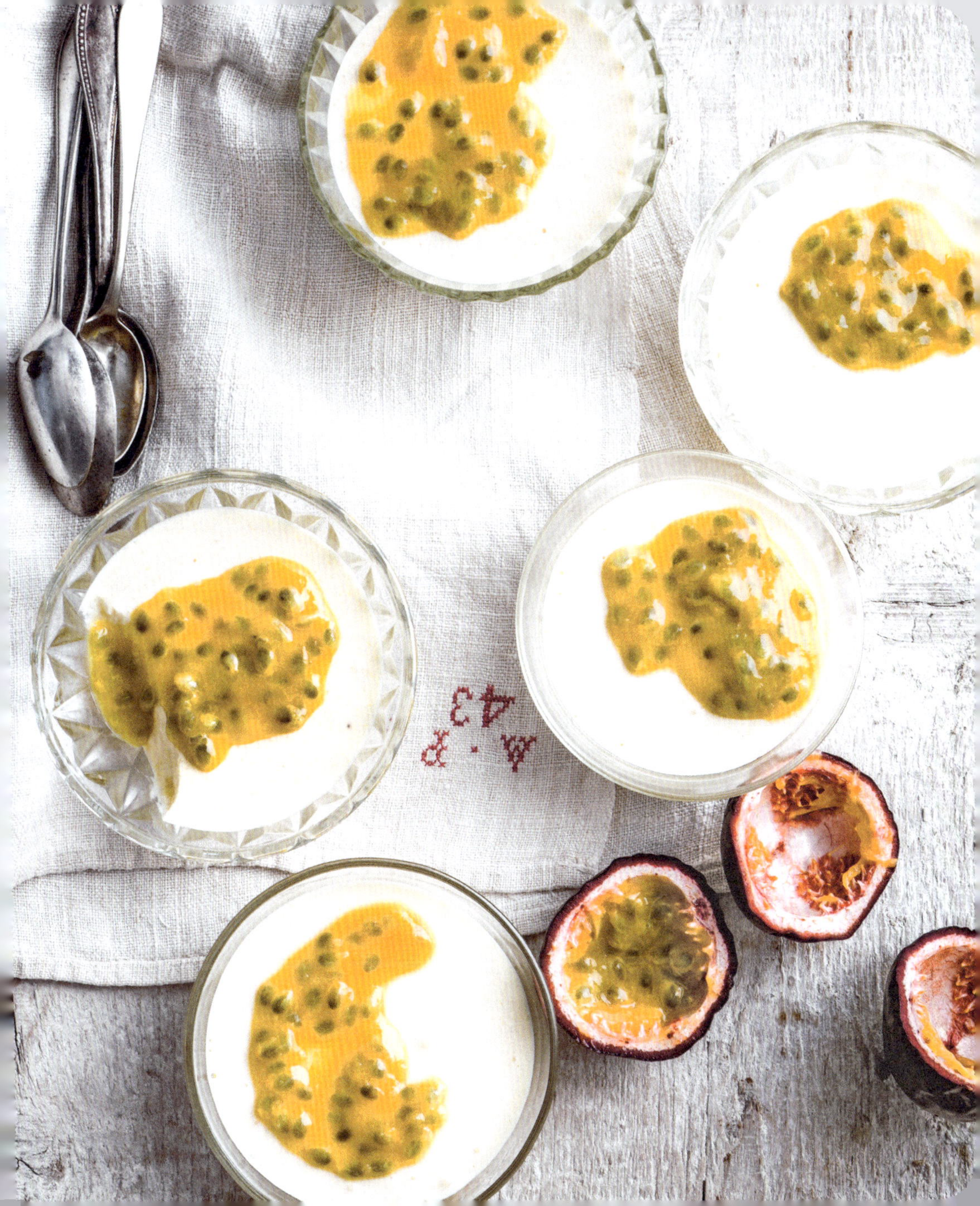

CRÈMES EXPRESS MANGUE-COCO

POUR 4 CRÈMES

Préparation : 5 min
Repos : 1 h

1 mangue
400 g de tofu soyeux
10 g de noix de coco râpée

1 Lavez et épluchez la mangue. Prélevez la chair de chaque côté du noyau.

2 Mettez la chair de mangue dans un blender avec le tofu soyeux. Mixez et versez la préparation dans quatre coupelles. Réservez 1 h au frais avant de servir.

SANS LACTOSE

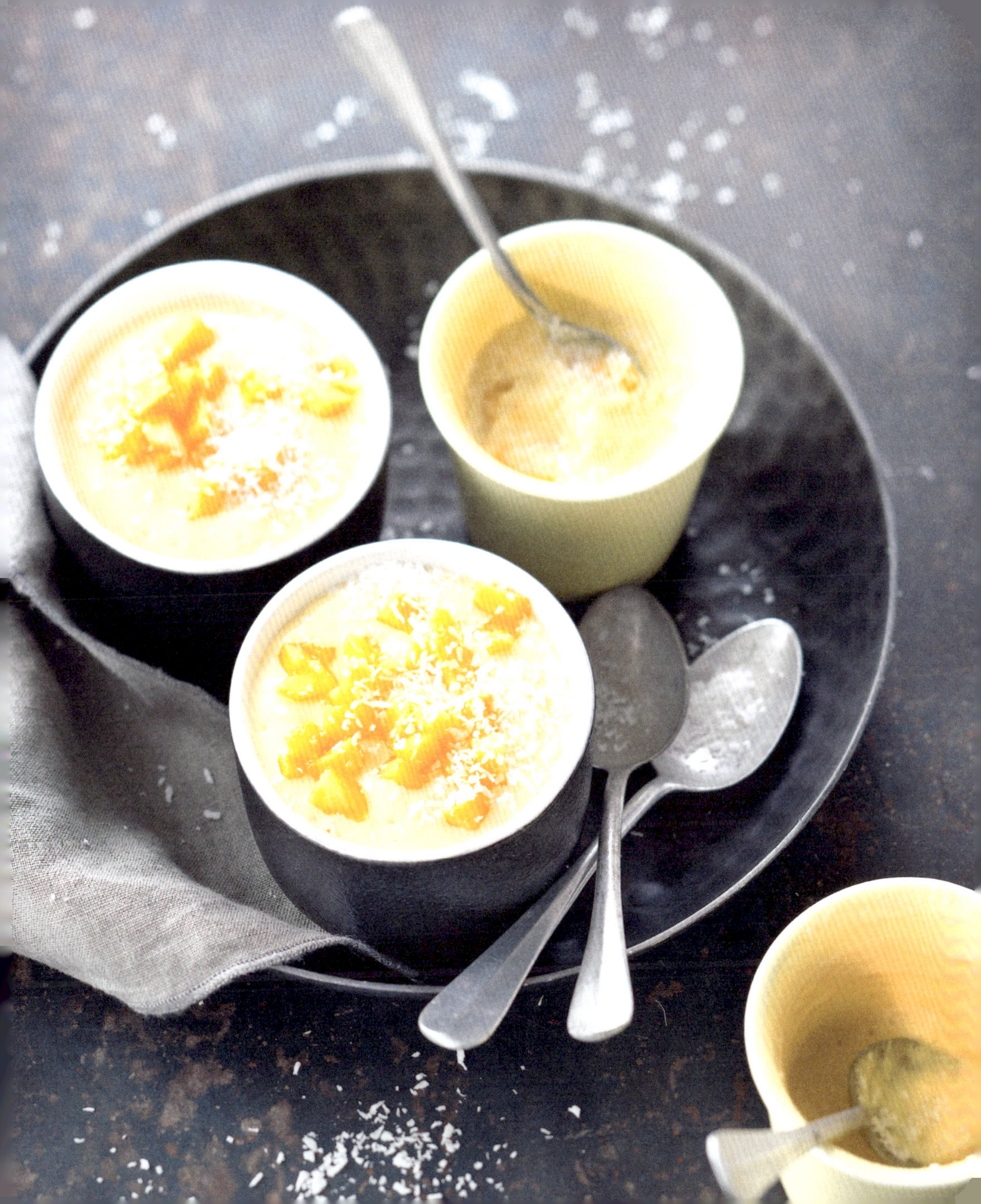

PETITES CRÈMES AUX DATTES

POUR 6 CRÈMES

Préparation : 10 min
Cuisson : 40 min
Réfrigération : 2 h

40 cl de boisson de riz
10 cl de crème liquide
100 g de pâte de dattes
1/2 c. à café de cannelle en poudre
3 œufs

1 Préchauffez le four à 160 °C. Placez la boisson de riz, la crème, la pâte de dattes et la cannelle dans une casserole. Mélangez bien et portez à ébullition.

2 Versez le mélange lait-crème sur les œufs battus en mélangeant sans arrêt, puis versez la crème dans 6 ramequins. Disposez les 6 ramequins dans un plat allant au four. Versez de l'eau dans le fond du plat jusqu'à mi-hauteur des ramequins pour une cuisson au bain-marie. Enfournez 25 min.

3 Laissez refroidir, puis réfrigérez 2 h.

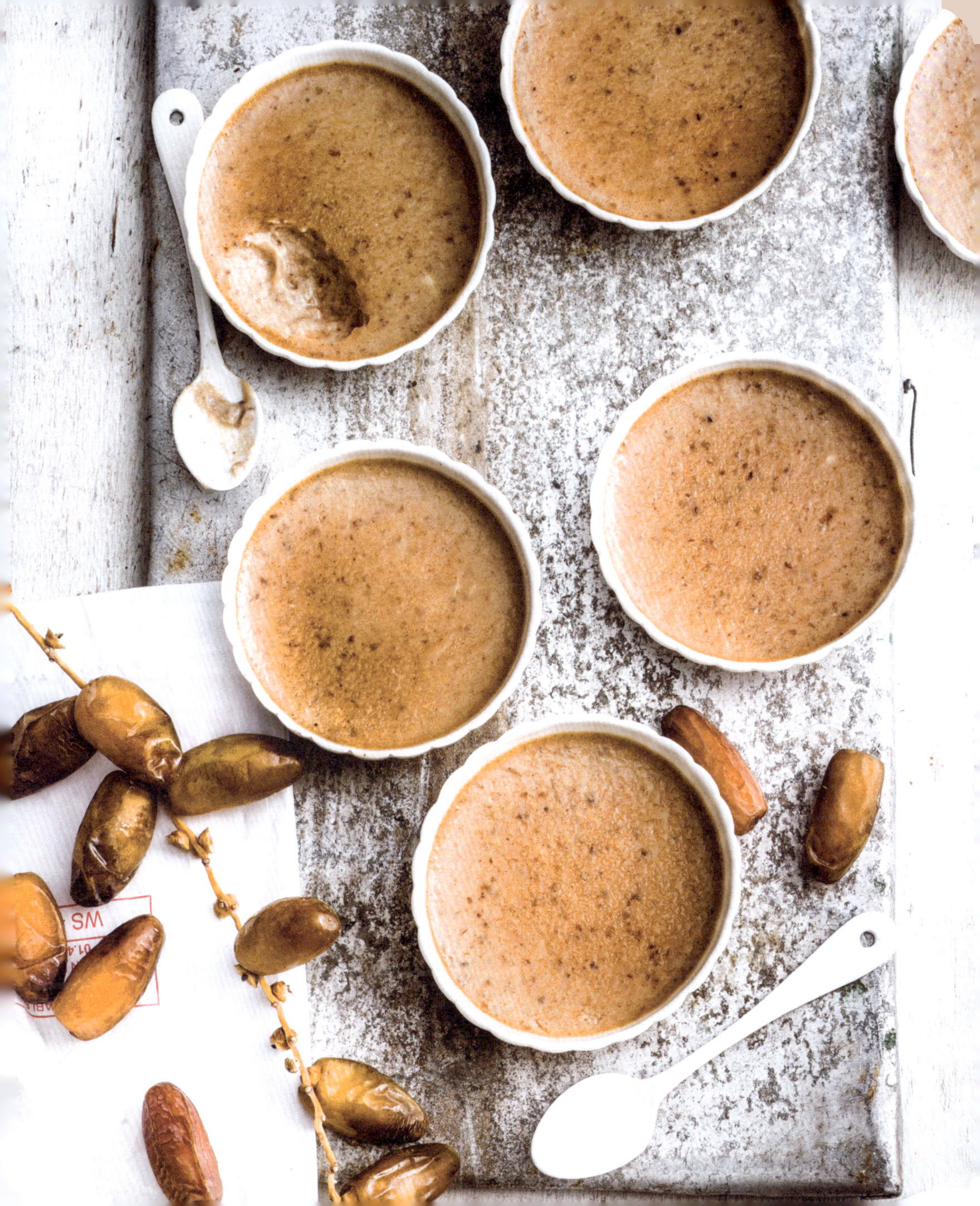

POIRES GRILLÉES ET CRÈME DE TOFU

POUR 4 DESSERTS

Préparation : 15 à 20 min
Réfrigération : 15 min
Cuisson : 5 min

4 poires en lamelles
40 g de sirop d'agave
160 g de tofu soyeux
16 cl de crème liquide à 12 % de MG
1 pointe de couteau de vanille de Madagascar en poudre
2 c. à café d'agar-agar

1 Préchauffez le gril du four. Disposez les poires sur une plaque à pâtisserie recouverte de papier sulfurisé. Badigeonnez-les avec la moitié du sirop d'agave et enfournez quelques instants, jusqu'à caramélisation.

2 Mixez le tofu, la crème liquide et la vanille. Versez le tout dans une casserole et portez doucement à ébullition, puis ajoutez l'agar-agar. Poursuivez la cuisson quelques instants, puis incorporez le sirop d'agave restant.

3 Versez la préparation dans 4 plats allant au four. Laissez prendre 15 min dans le réfrigérateur, puis disposez les tranches de poires grillées en rosace sur le dessus.

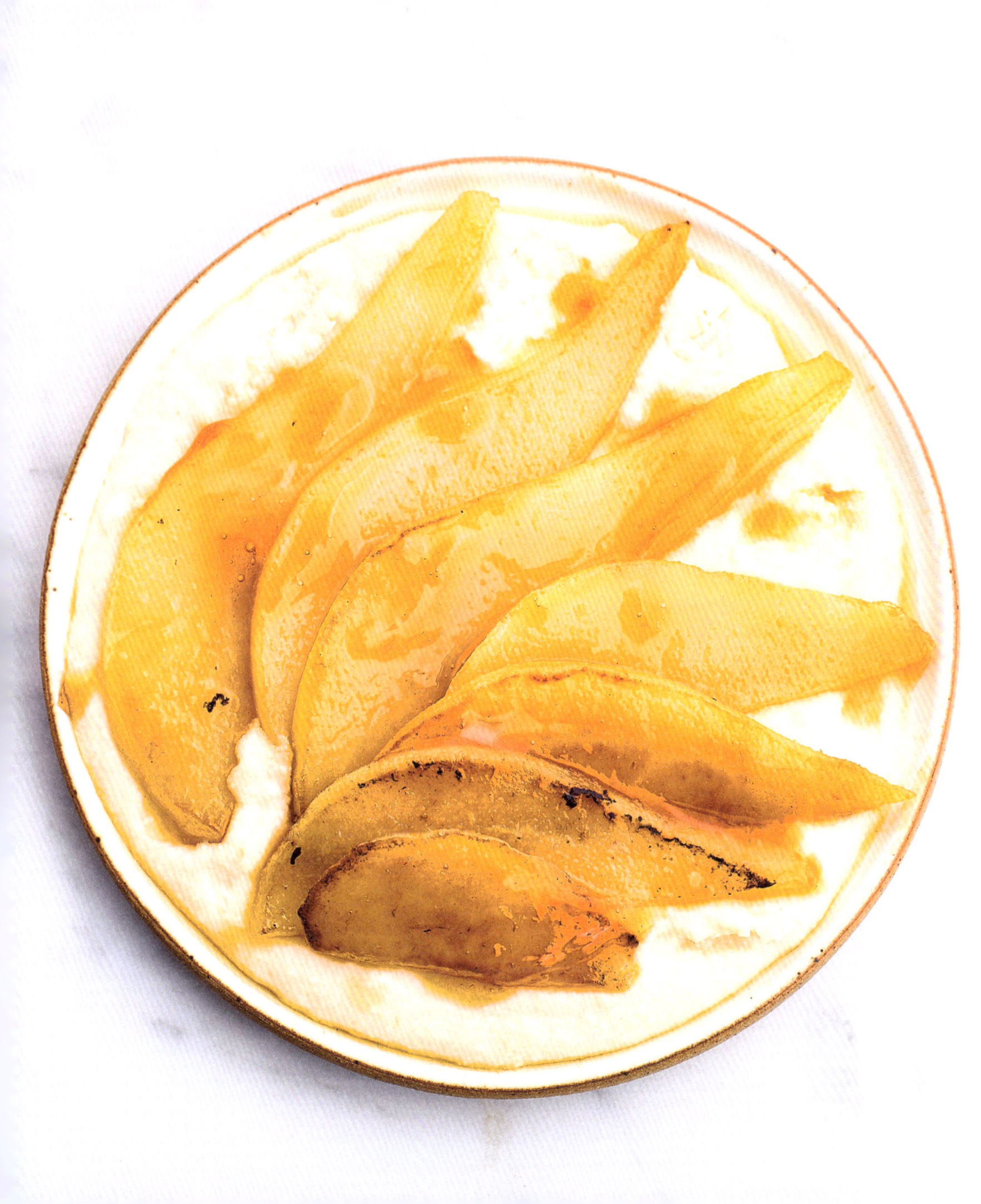

CRÈMES À LA VANILLE, SAUCE CARAMEL

POUR 4 CRÈMES

Préparation : 10 min
Cuisson : 10 min

50 cl de lait demi-écrémé
4 c. à soupe rase de fécule de maïs
1 gousse de vanille Bourbon de Madagascar
1 c. à café d'agar-agar
20 g de sirop d'agave

POUR LA SAUCE CARAMEL

40 g de sirop d'agave
4 c. à soupe de crème liquide allégée à 12 % de MG
10 g de beurre demi-sel

1 Faites chauffer le lait avec la fécule et la gousse de vanille fendue et grattée. Ajoutez l'agar-agar. Laissez cuire 4 à 5 min, jusqu'à épaississement.

2 Retirez la gousse de vanille et incorporez le sirop d'agave. Répartissez dans 4 ramequins et réservez au frais.

3 Dans une casserole, faites colorer le sirop d'agave sur feu moyen. Quand il brunit, retirez-le du feu et ajoutez la crème liquide tiède, puis le beurre demi-sel.

4 Versez le caramel sur les crèmes. Remettez au frais jusqu'au moment de servir.

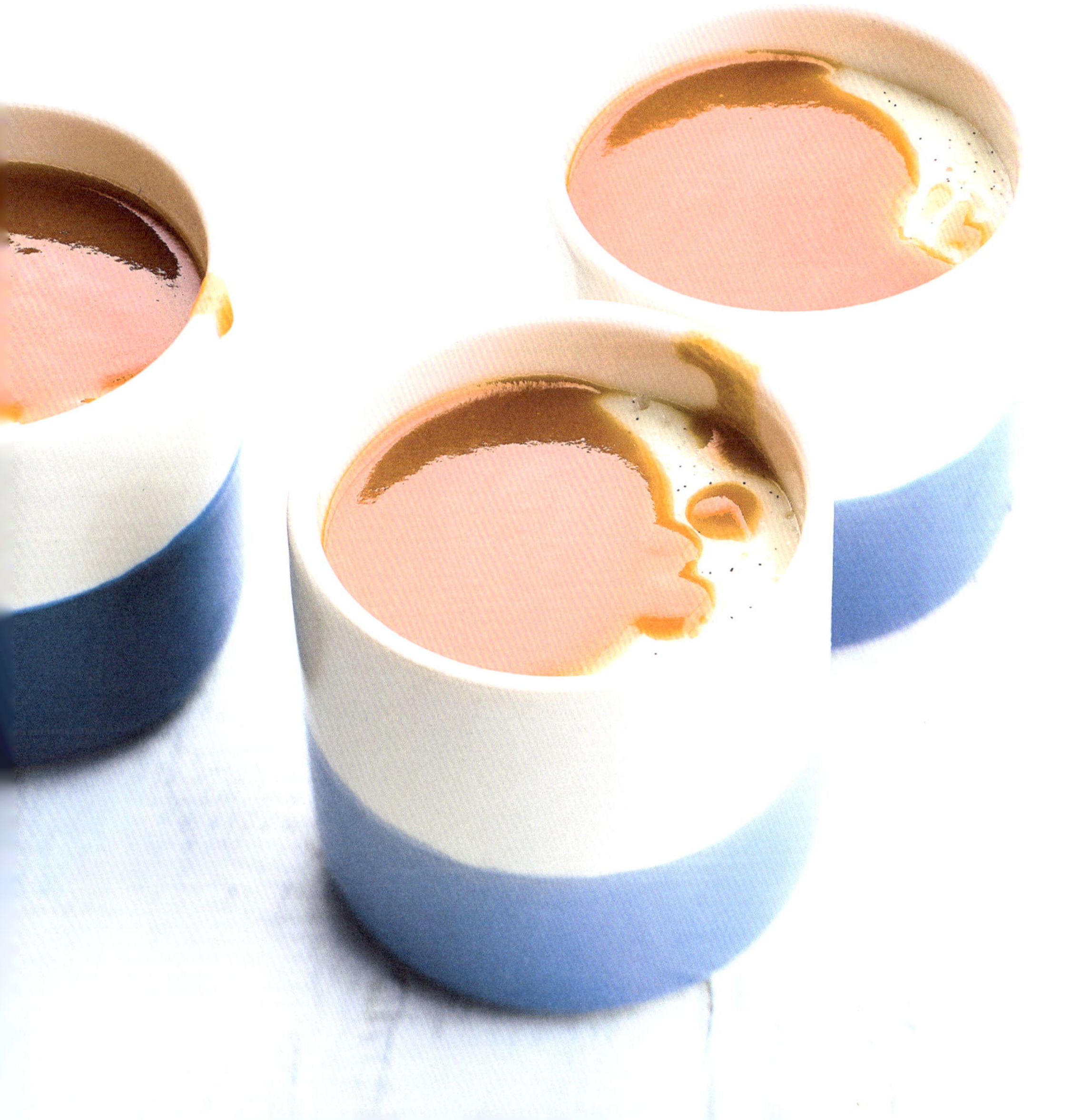

CRÈMES D'AVOCATS À LA PISTACHE

POUR 6 CRÈMES

Préparation : 10 min

3 avocats bien mûrs en cubes
2 c. à soupe de pâte de pistaches
le jus de 1 citron vert
50 g de pistaches concassées
6 c. à soupe de miel liquide
15 cl de crème liquide entière très froide

1 Citronnez les avocats pour qu'ils ne noircissent pas. Mixez la chair d'avocat citronnée avec le miel et la pâte de pistaches.

2 Montez la crème en chantilly et incorporez-la délicatement à la crème d'avocat. Déposez la crème dans 6 verrines et parsemez de pistaches concassées avant de servir.

EXPRESS

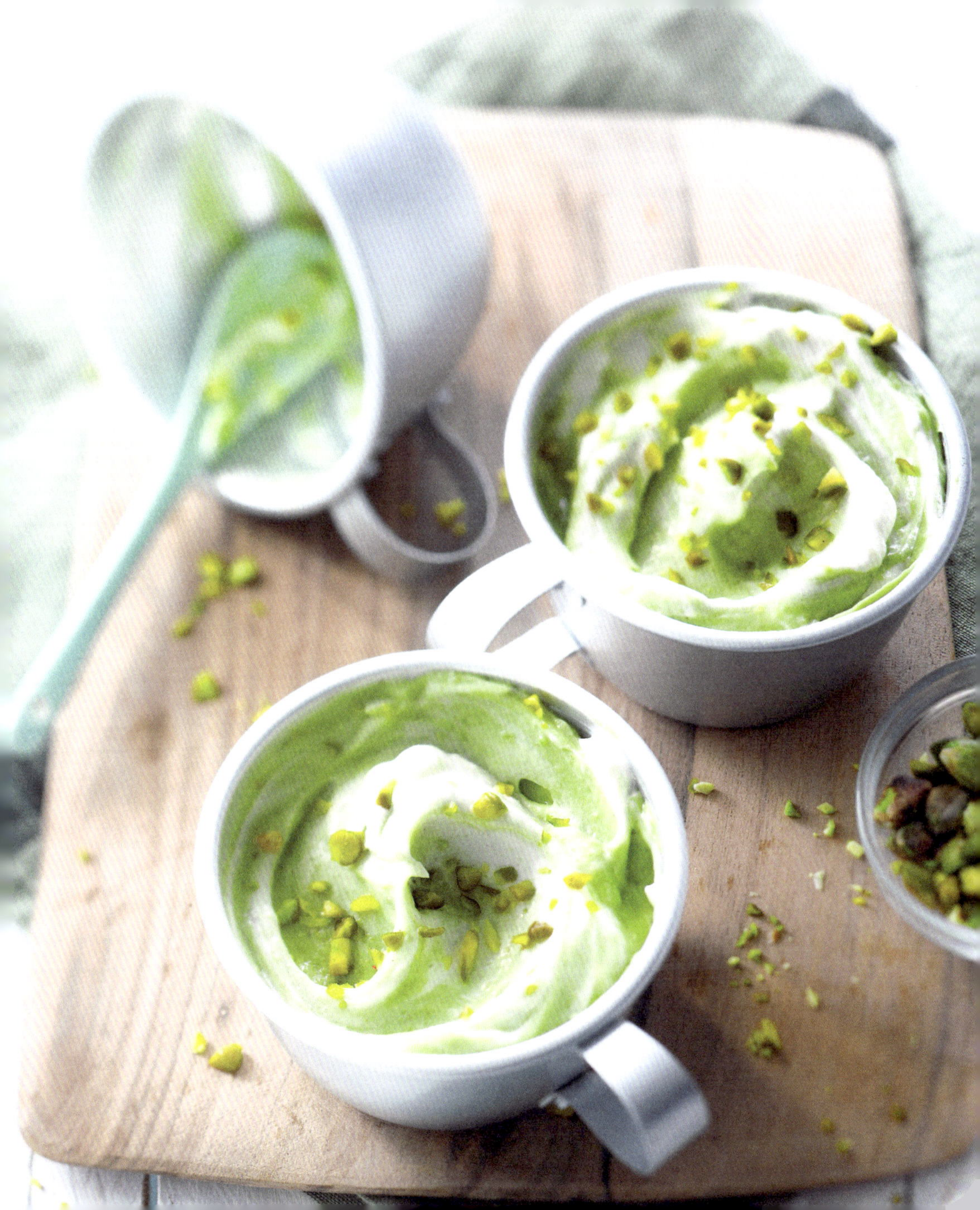

CRÈMES AU CACAO ET FÈVE TONKA

POUR 4 CRÈMES

Préparation : 5 min
Repos : 1 h

2 gros avocats bien mûrs
50 g de cacao en poudre
6 c. à soupe de sirop d'agave
1/4 de fève tonka râpée

1 Mixez la chair des avocats, puis mélangez-la avec le cacao et le sirop d'agave. Ajustez le goût en ajoutant du sirop d'agave si nécessaire.

2 Laissez 1 h au frais et servez saupoudré de fève tonka.

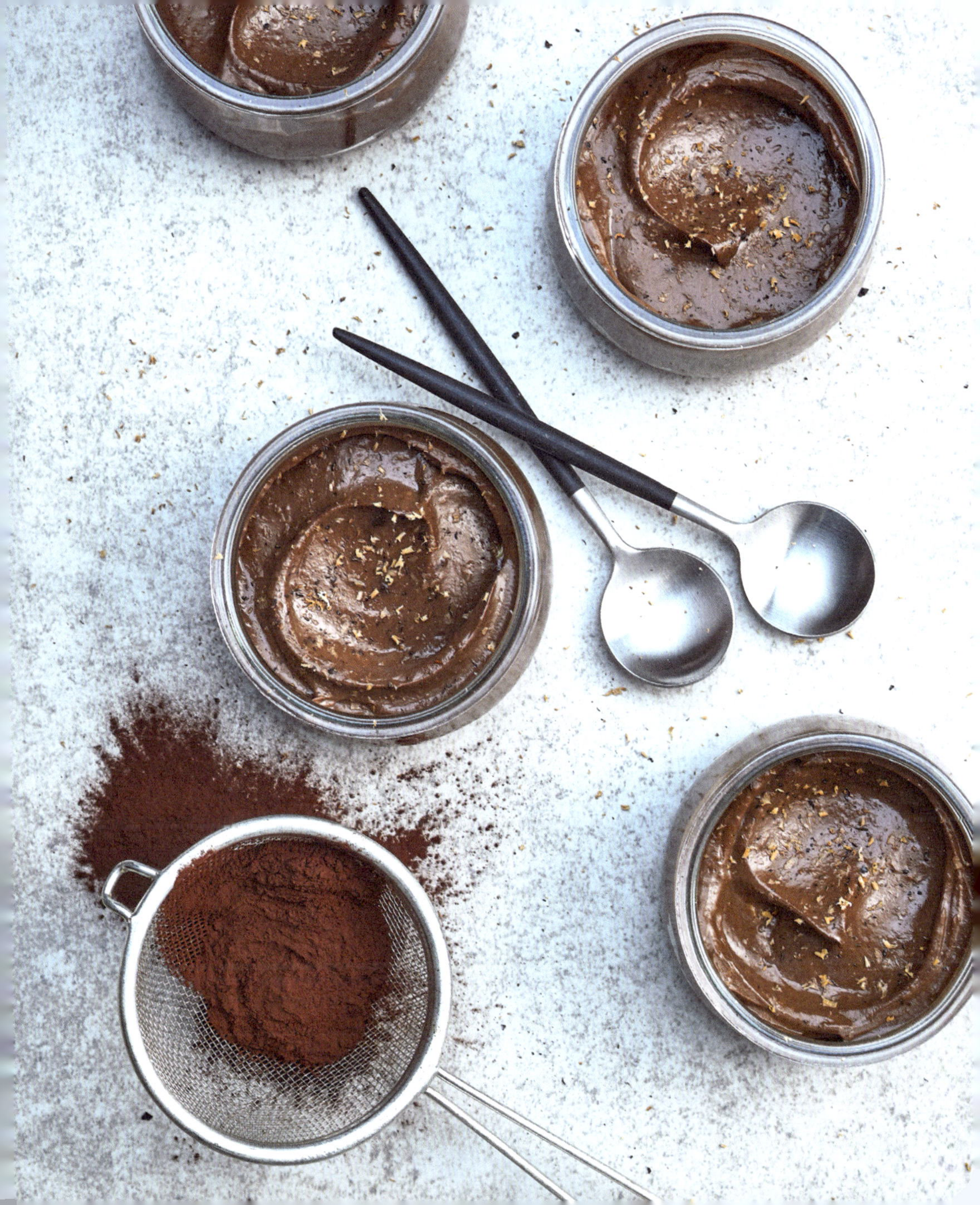

PETITES CRÈMES À L'INDIENNE

POUR 4 CRÈMES

Préparation : 15 min
Infusion : 15 min
Cuisson : 35 min

30 cl de lait entier
10 cl de crème liquide
2 anis étoilés (badiane)
1 gousse de vanille
2 bâtons de cannelle
2 gousses de cardamome
3 œufs
5 c. à soupe de miel

1 Préchauffez le four à 180 °C. Dans une casserole, portez le lait et la crème à ébullition. Hors du feu, ajoutez les anis étoilés, la gousse de vanille fendue et grattée, les bâtons de cannelle et la cardamome écrasée. Couvrez et laissez infuser 15 min.

2 Fouettez les œufs et le miel. Incorporez petit à petit le lait après l'avoir filtré.

3 Disposez 4 petits pots dans un plat allant au four. Versez de l'eau dans le fond du plat jusqu'à mi-hauteur des pots pour une cuisson au bain-marie. Répartissez le mélange dans les petits pots, enfournez 30 min.

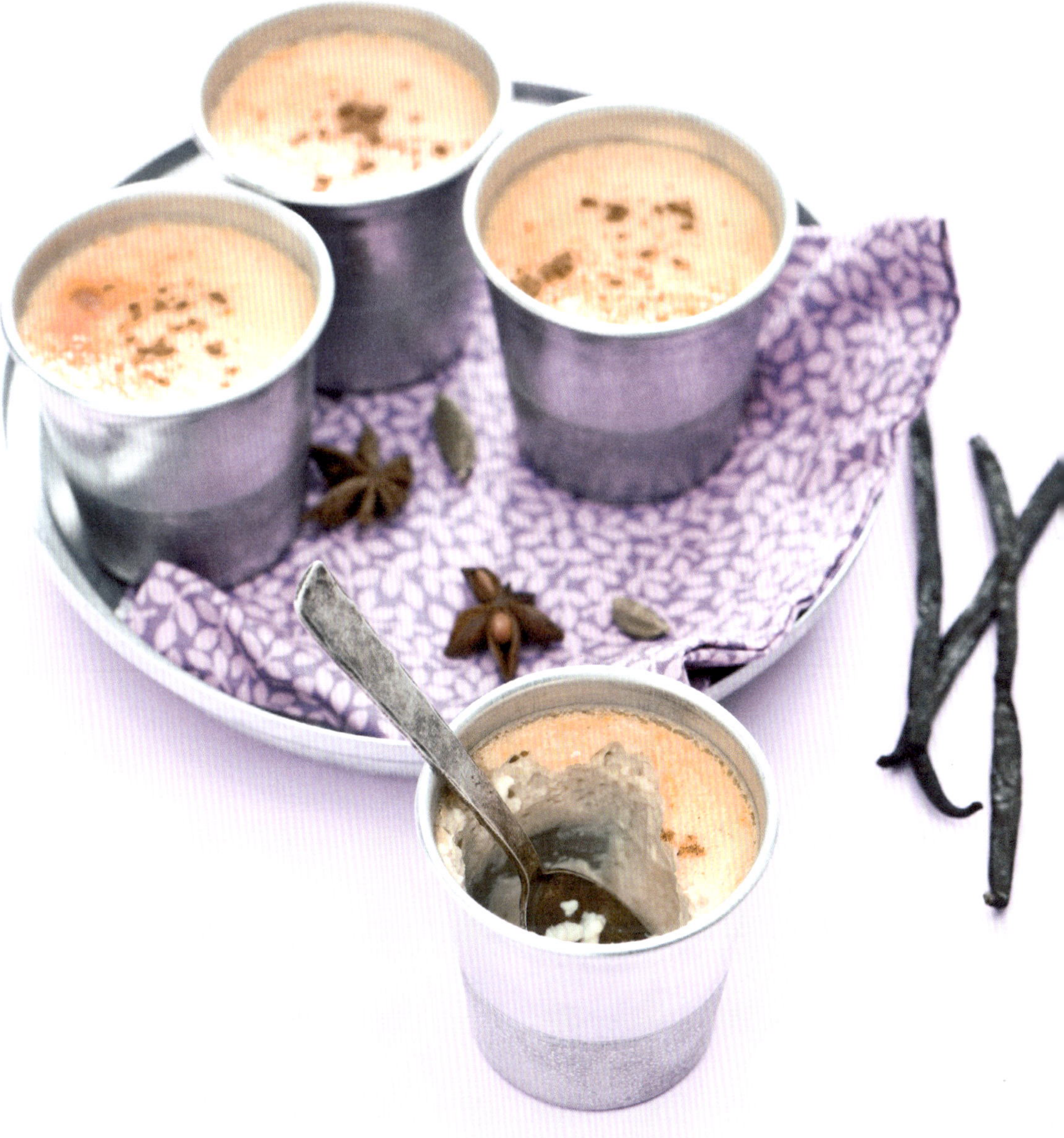

MOUSSES LÉGÈRES CHOCO-CAFÉ

POUR 4 MOUSSES

Préparation : 15 min
Cuisson : 5 min
Repos : 3 h

120 g de chocolat noir en morceaux
4 œufs
2 c. à soupe de café soluble
fleur de sel

1 Faites fondre le chocolat au bain-marie. Ajoutez les jaunes d'œufs et le café dans le chocolat. Mélangez bien.

2 Fouettez les blancs d'œufs en neige ferme puis ajoutez 1 pincée de fleur de sel pour les serrer. Ajoutez-les délicatement à la préparation au chocolat en 3 fois.

3 Répartissez la mousse dans 4 petits bols et placez au frais 3 h.

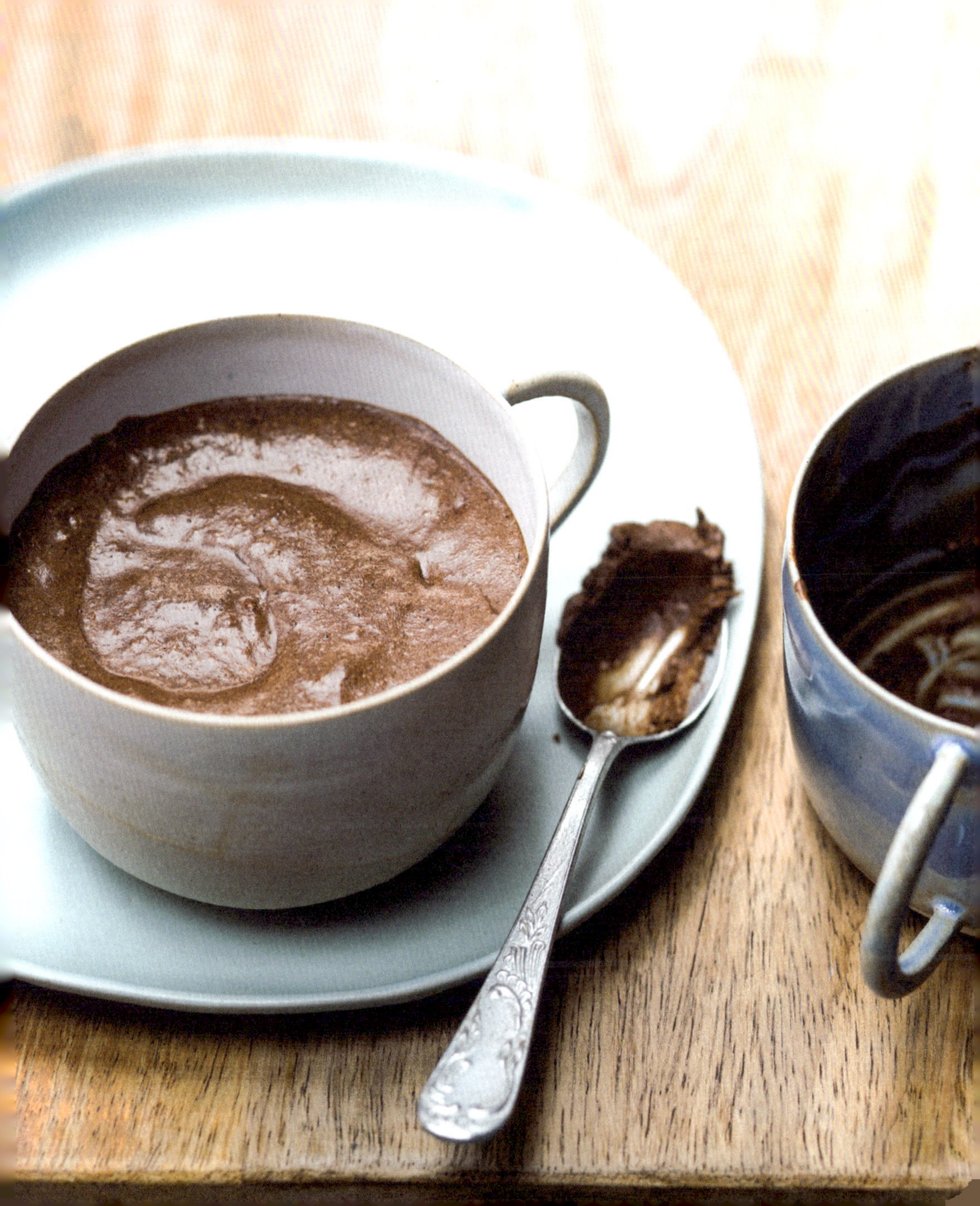

TIRAMISU AU KAKI
ET FLEUR D'ORANGER

POUR 4 PERSONNES

Préparation : 15 min
Réfrigération : 2 h

2 kakis épluchés, en morceaux
6 c. à soupe d'eau de fleur d'oranger
2 œufs
200 g de fromage blanc à 3 % de MG
30 g de sirop d'agave
1 pincée de sel
12 biscuits à la cuillère
1 c. à café de cacao amer en poudre

1 Mélangez le fromage blanc, le sirop d'agave et les jaunes d'œufs. Montez les blancs en neige avec le sel, puis incorporez-les délicatement à la préparation.

2 Dans un plat rectangulaire, disposez côte à côte 6 biscuits à la cuillère imbibés d'eau de fleur d'oranger. Étalez dessus une couche de kakis, puis de préparation au fromage blanc. Renouvelez l'opération en terminant par le fromage blanc.

3 Saupoudrez de cacao et réservez 2 h au frais.

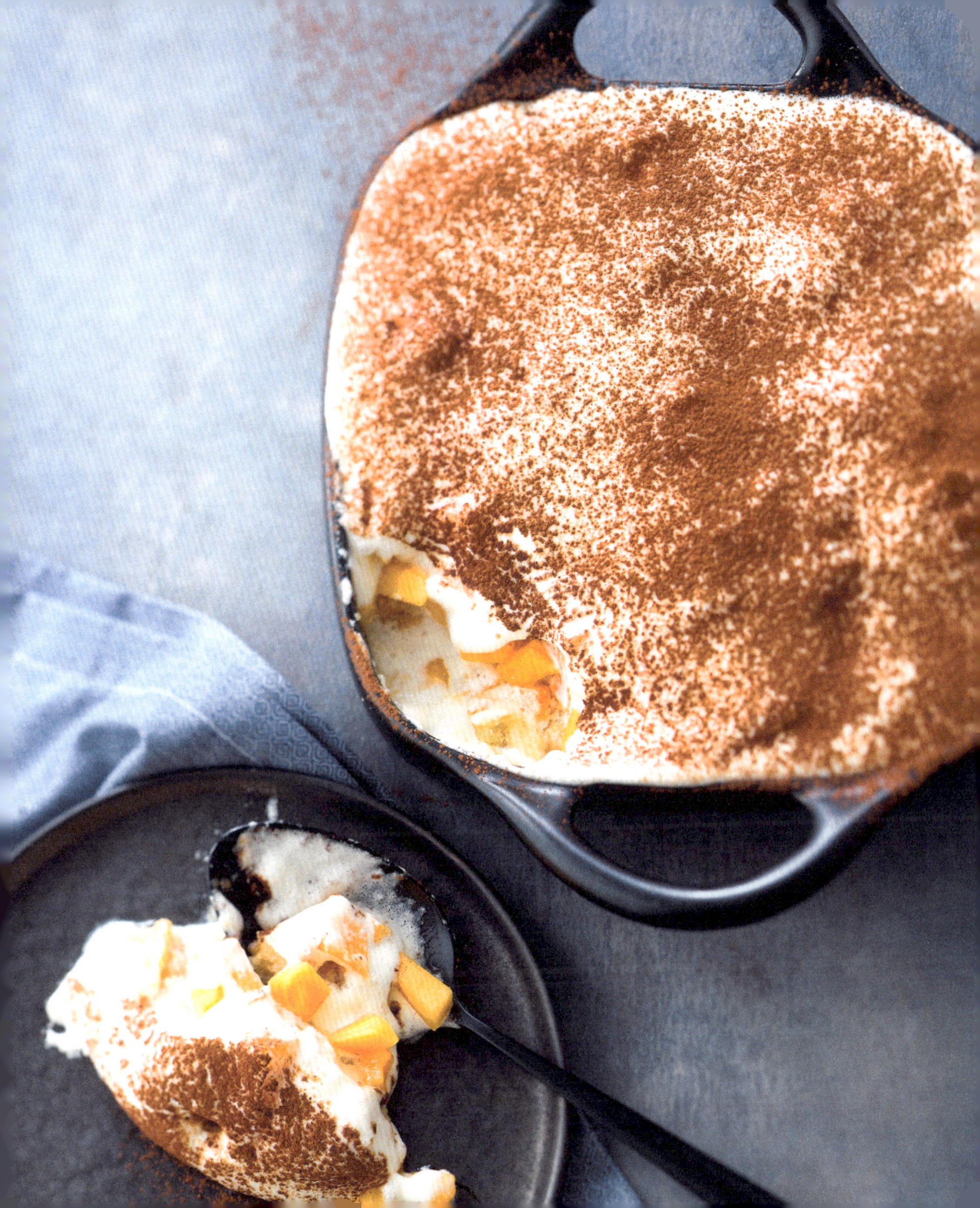

BAVAROIS AUX CHOCOLATS

POUR 4 PERSONNES

Préparation : 15 min
Cuisson : 5 à 10 min
Réfrigération : 1 h

50 cl de lait demi-écrémé
5 g de chocolat noir à 52 % de cacao
1 c. à café de cacao amer en poudre
2 jaunes d'œufs
20 g de sirop d'agave
8 g d'agar-agar
10 g de chocolat au lait

1 Portez 25 cl de lait à ébullition avec le chocolat noir et le cacao en poudre.

2 Mélangez 1 jaune d'œuf avec 10 g de sirop d'agave. Ajoutez délicatement le lait chaud. Reversez la préparation dans la casserole et portez le tout sur feu vif sans atteindre l'ébullition. Incorporez 4 g d'agar-agar, remuez bien et poursuivez la cuisson quelques instants.

3 Versez la préparation dans un moule à manqué de 20 cm de diamètre. Placez au réfrigérateur 30 min. Renouvelez l'opération avec le chocolat au lait. Réservez, puis versez délicatement la préparation sur le mélange précédent refroidi. Réfrigérez de nouveau 30 min. Démoulez et servez bien frais.

SANS GLUTEN

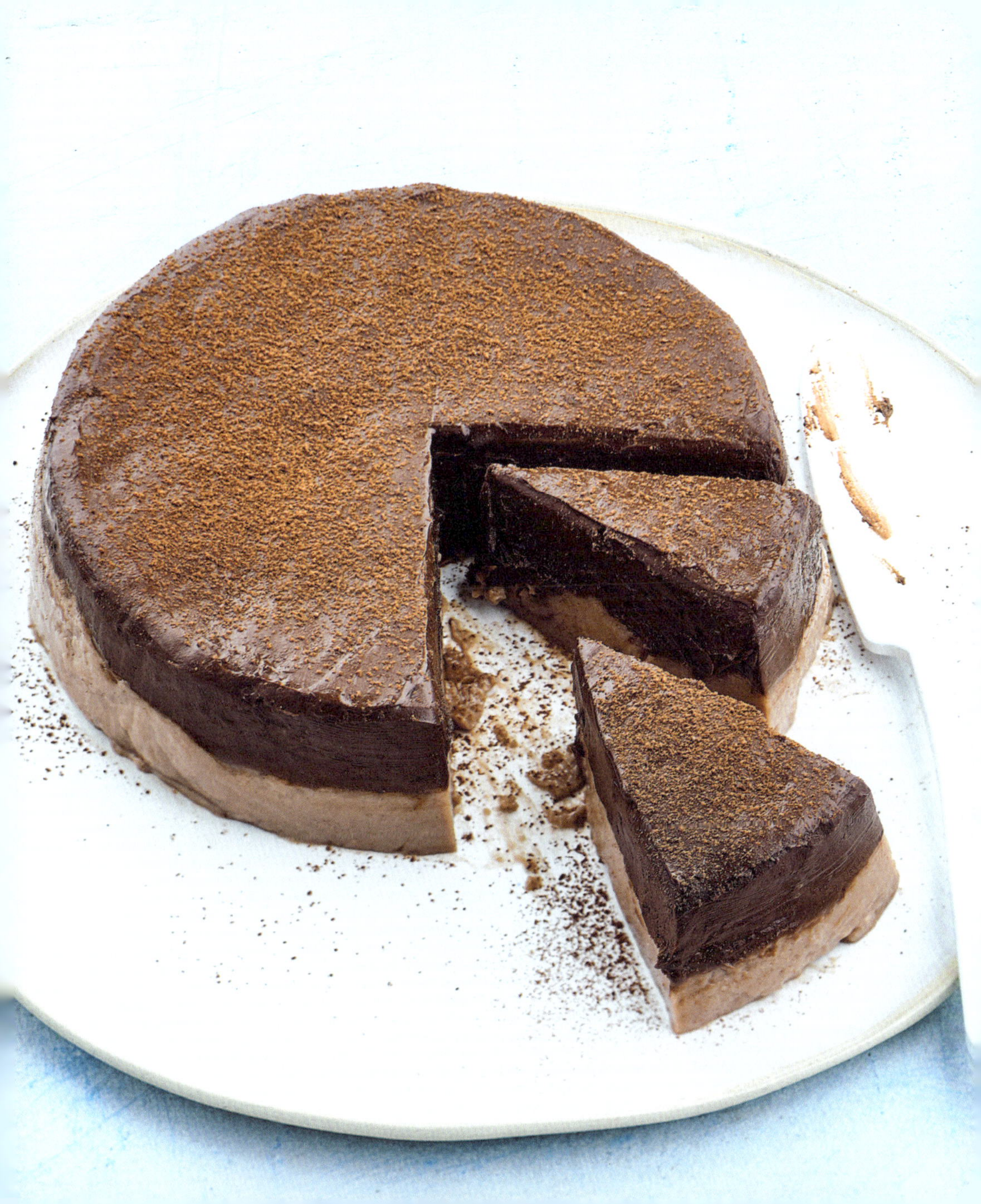

FROMAGE BLANC, CÉRÉALES, FRUITS

POUR 4 PERSONNES

Préparation : 20 min

500 g de fromage blanc
3 c. à soupe de miel
1 pomme
1 kiwi
1 banane
1 mangue
150 g de fraises
200 g de céréales type muesli

1 Mélangez le fromage blanc et le miel.

2 Coupez tous les fruits en morceaux, comme pour une salade de fruits. Réservez.

3 Prenez une coupelle ou un verre et disposez dans le fond environ 50 g de céréales, puis ajoutez environ 125 g de fromage blanc. Disposez ensuite par-dessus des fruits. Préparez ainsi 4 coupelles.

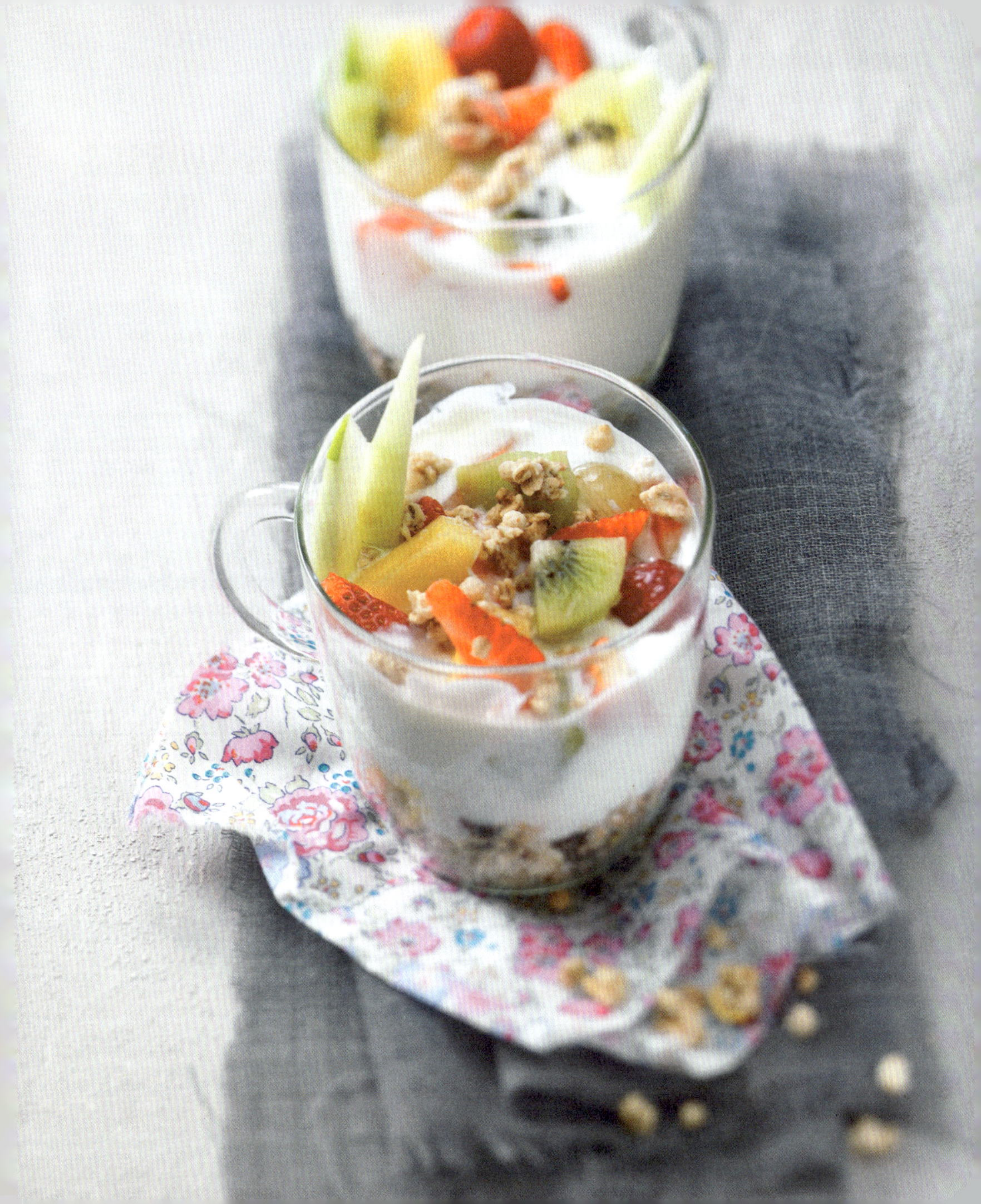

MUESLI PETITS-SUISSES, MIEL-FRAMBOISES

POUR 4 PERSONNES

Préparation : 15 min
Cuisson : 2 min

100 g de miel liquide
8 petits-suisses
200 g de muesli
250 g de framboises fraîches

1 Faites tiédir la moitié du miel dans une casserole. Égouttez les petits-suisses, mélangez-les avec le miel.

2 Faites chauffer le reste du miel dans une poêle. Quand il commence à épaissir légèrement, ajoutez les framboises et faites-les cuire 2 min à feu très vif, en remuant délicatement. Ôtez du feu.

3 Mélangez le muesli avec les petits-suisses au miel. Répartissez-la préparation dans 4 coupes. Déposez les framboises tièdes et leur jus de cuisson dessus et dégustez aussitôt.

EXPRESS

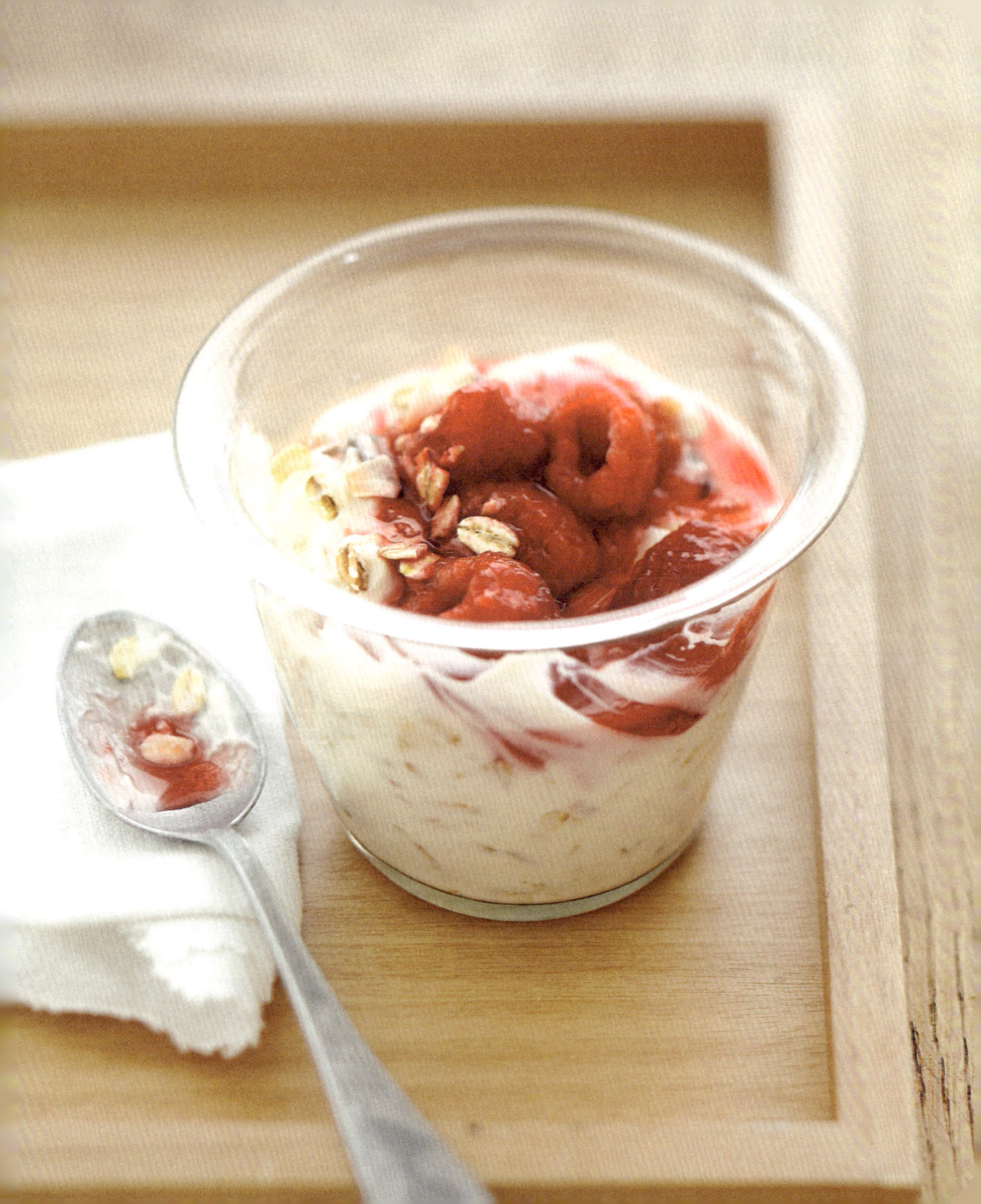

YAOURTS MIEL FLEUR D'ORANGER

POUR 8 À 10 YAOURTS

Préparation : 10 min
Cuisson : 8 h au four ou au déshydrateur, ou 12 h en yaourtière

250 g de yaourt de soja
150 g de miel liquide
3 c. à soupe d'eau de fleur d'oranger
1 l de boisson de soja

1 Mélangez le yaourt, le miel et l'eau de fleur d'oranger. Versez progressivement la boisson de soja tout en fouettant.

2 Versez la préparation dans des pots en verre ou en terre cuite. Placez les pots 8 h au four à 50 °C ou au déshydrateur, ou 12 h en yaourtière.

3 Laissez les yaourts refroidir à température ambiante, puis recouvrez les pots de film alimentaire ou de couvercles et placez au frais. Dégustez-les dans les 3 jours.

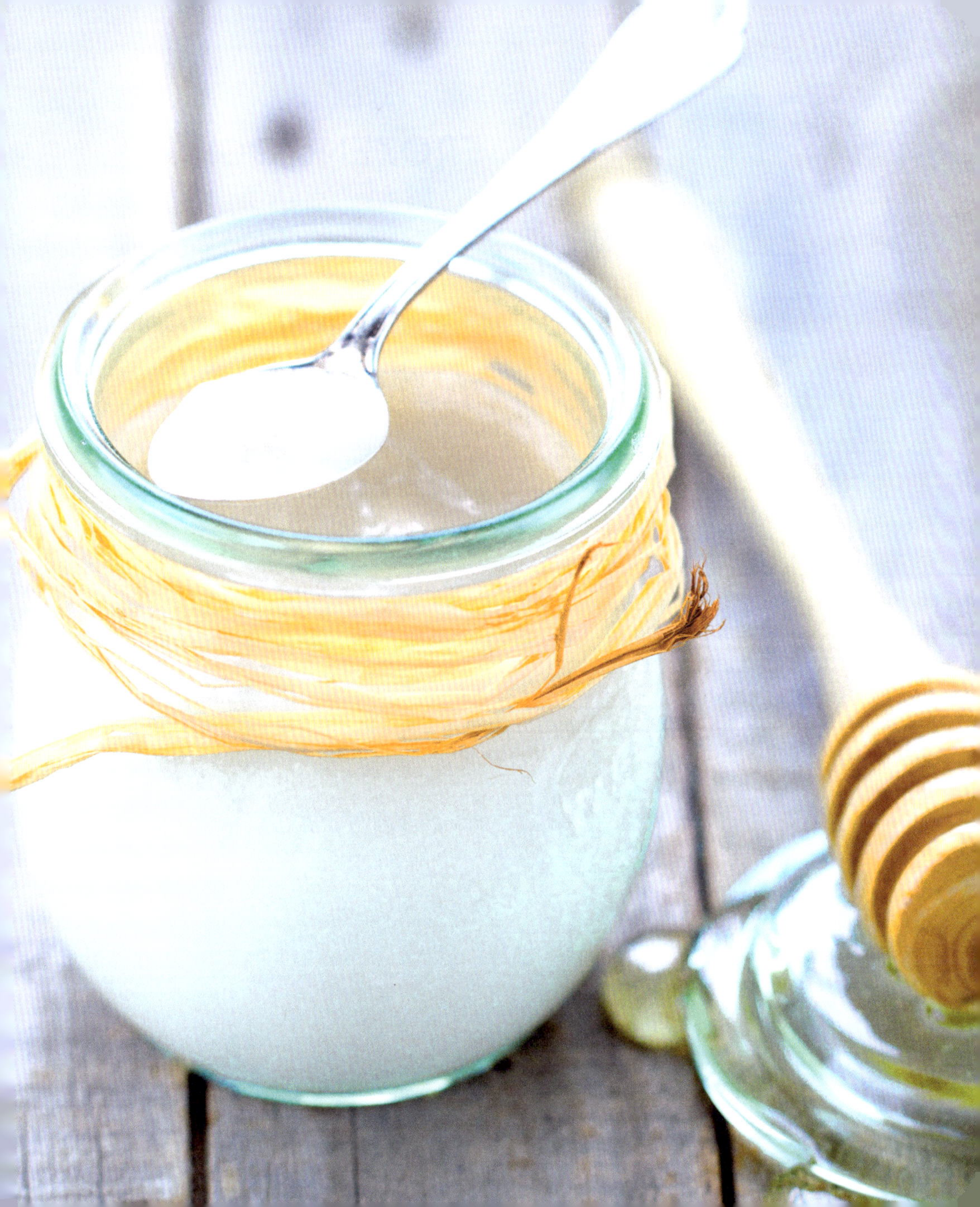

FROZEN YOGHURT AU MOJITO

POUR 6 PERSONNES

Préparation : 15 min
Congélation : 1 nuit

500 g de yaourt à la grecque
250 g de mascarpone
8 c. à soupe de miel
3 cl de sirop de menthe
5 cl de rhum blanc
5 citrons verts

1 Fouettez le yaourt, le mascarpone et le miel. Ajoutez le sirop, le rhum, les zestes des citrons et le jus de 1 citron.

2 Versez dans un bac à glace ou un plat à bords un peu hauts et placez au congélateur 1 nuit (vous pouvez également utiliser une sorbetière, 45 min).

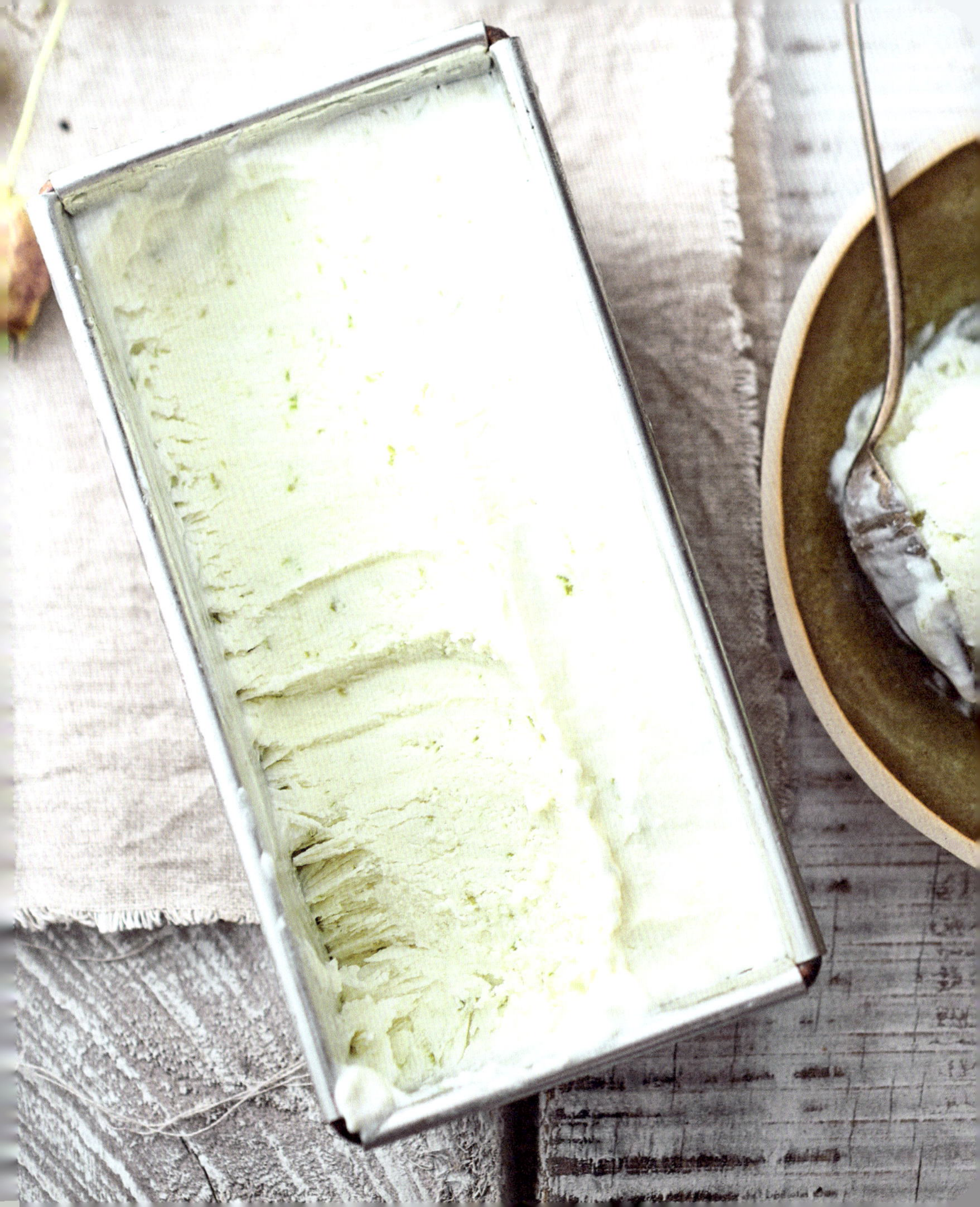

MIGNARDISES GIVRÉES AU CITRON

POUR 4 MIGNARDISES

Préparation : 15 à 20 min
Cuisson : 5 min
Congélation : 1 h

2 citrons non traités
8 petits-beurre
1 œuf
60 g de sirop d'agave
5 cl de crème liquide allégée à 12 % de MG
3 g d'agar-agar

1 Émiettez les petits-beurre et répartissez-en la moitié dans 4 moules à muffins. Tassez bien.

2 Râpez le zeste de 1 citron et pressez tous les fruits.

3 Dans une casserole, mélangez le zeste, le jus de citron, l'œuf, le sirop d'agave et la crème. Faites cuire à feu doux, puis ajoutez l'agar-agar. Portez à ébullition quelques instants. Versez la préparation sur les petits-beurre. Faites prendre 1 h au congélateur.

4 Démoulez les mignardises et saupoudrez-les des petits-beurre émiettés restants. Servez aussitôt.

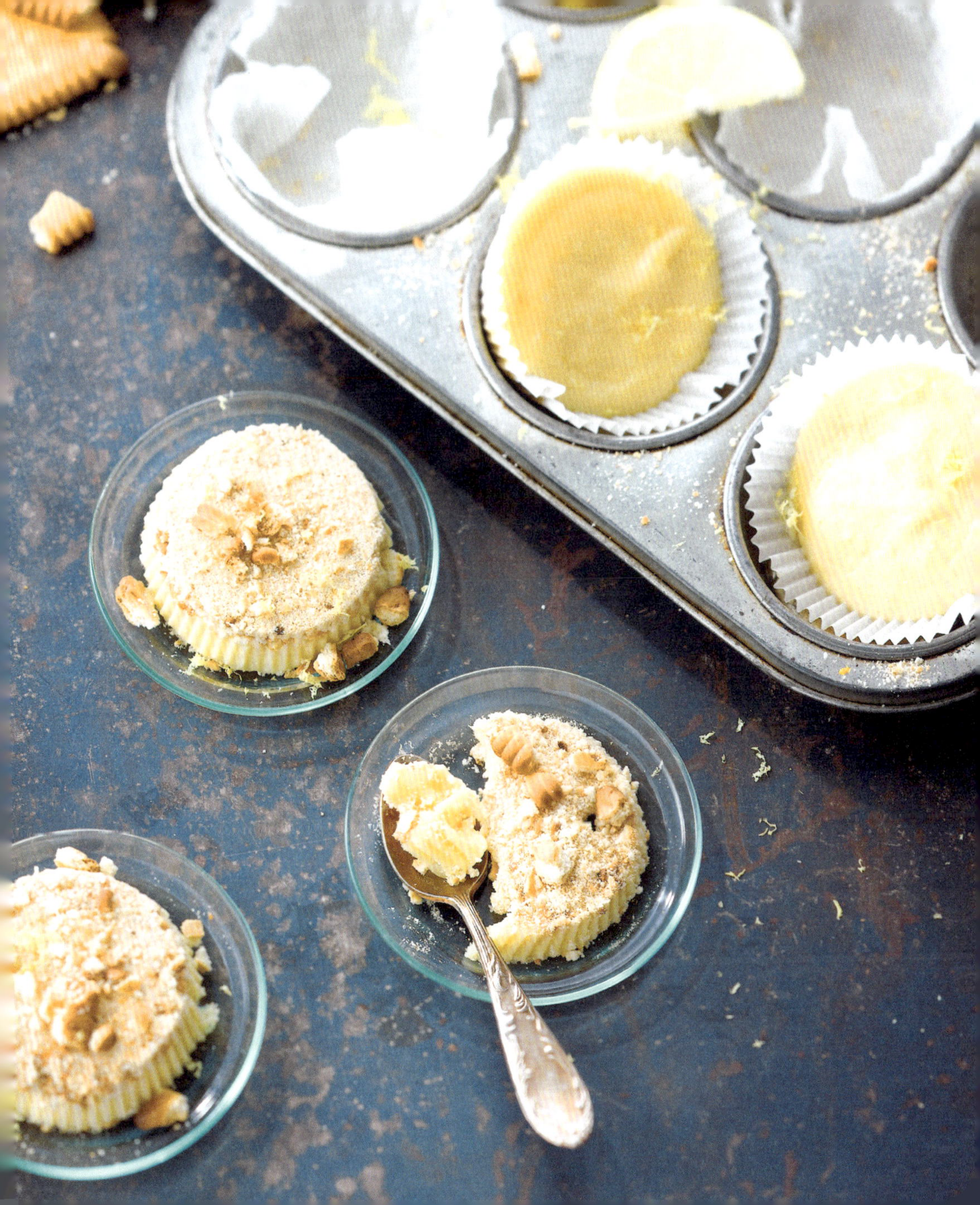

SOUFFLÉ GLACÉ AU CHOCOLAT

POUR 6 PERSONNES

Préparation : 10 à 15 min
Congélation : 3 h

300 g de fromage blanc à 3 % de MG
2 œufs
40 g de sirop d'agave
2 c. à café de cacao amer en poudre
1 pincée de sel fin

1 Mélangez le fromage blanc, les jaunes d'œufs, le sirop d'agave et le cacao.

2 Battez les blancs en neige ferme avec le sel, puis incorporez-les délicatement à la préparation précédente.

3 Versez dans un moule à charlotte à bord lisse et placez au congélateur 3 h.

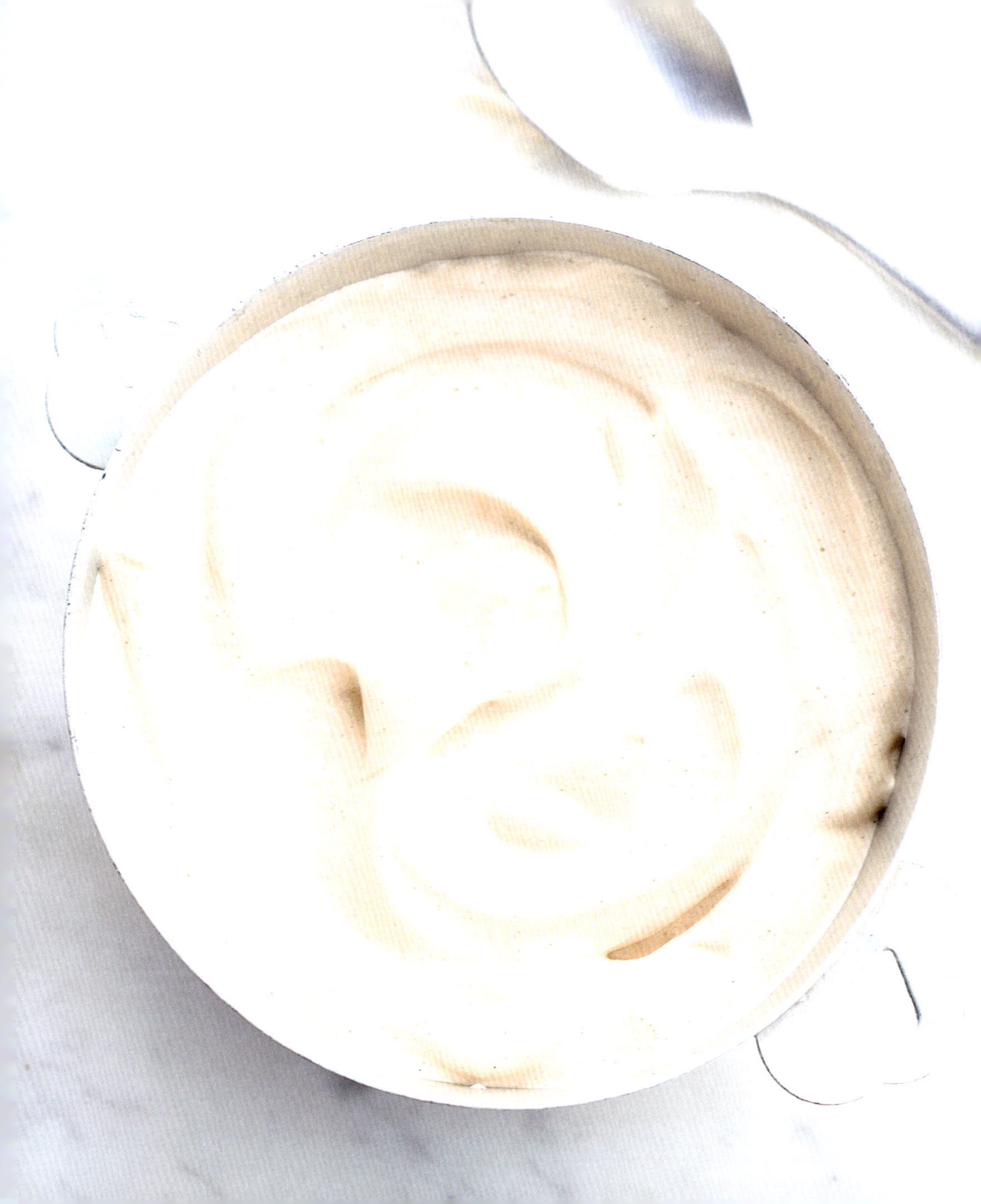

GLACE AU YAOURT MARBRÉE

POUR 4 PERSONNES

Préparation : 5 à 10 min
Sorbetière : 30 min

2 yaourts nature
15 cl de crème épaisse à 15 % de MG
2 pointes de couteau de vanille de Madagascar en poudre
60 g de sirop d'agave
2 blancs d'œufs
1 pincée de sel
125 g de framboises

1 Mélangez les yaourts, la crème, la vanille et le sirop d'agave.

2 Battez les blancs en neige bien ferme avec le sel. Incorporez-les délicatement à la préparation précédente. Placez en sorbetière 30 min.

3 Mixez les framboises lavées avec 5 cl l'eau. Tamisez.

4 Versez de la glace dans un récipient allant au congélateur, en alternant avec du coulis de framboises.

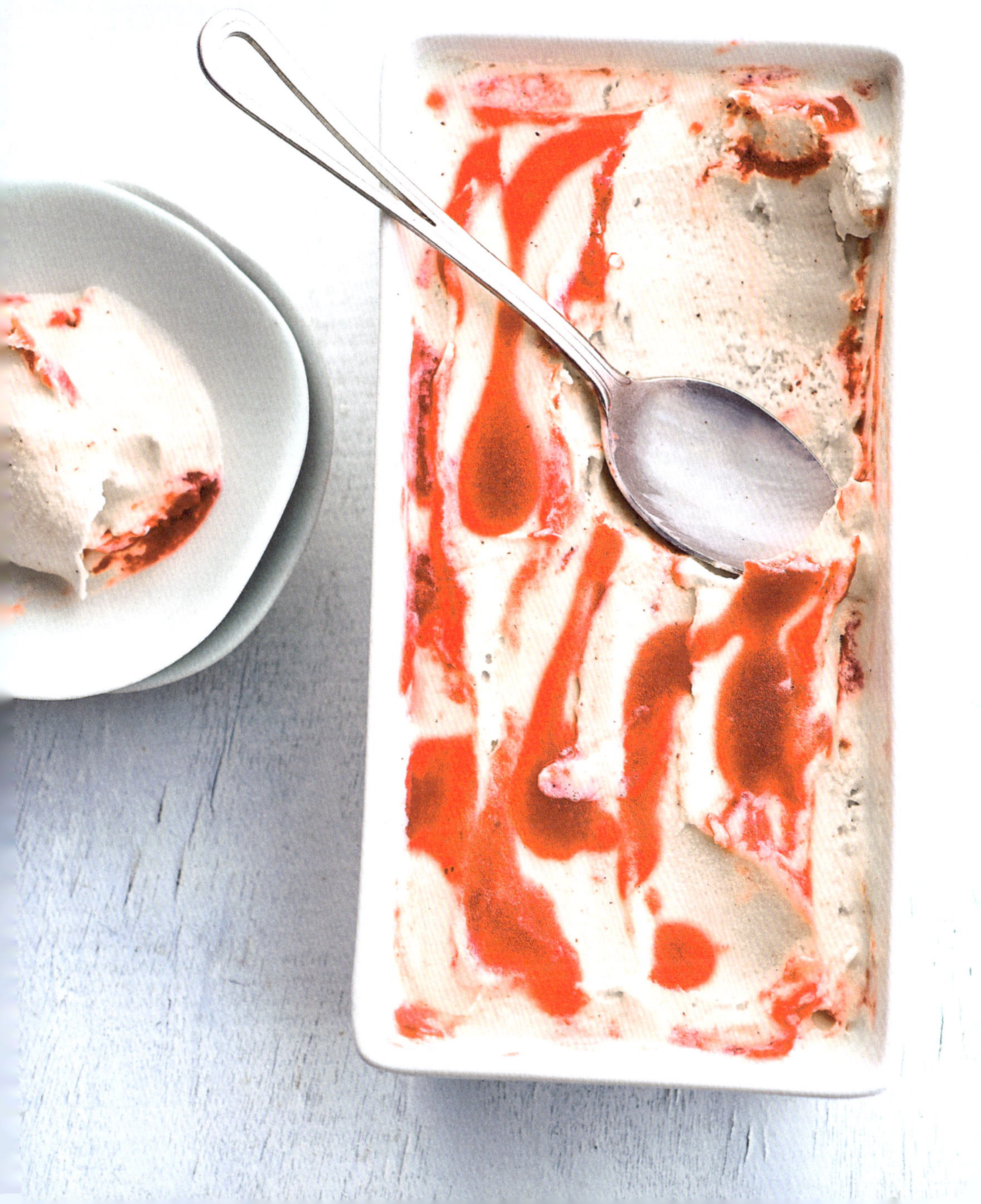

GLACE MINUTE À L'ABRICOT

POUR 4 PERSONNES

Préparation : 5 min
Réfrigération : 3 h

375 g de yaourt velouté nature
2 c. à café de fleurs de lavande
500 g d'abricots surgelés

1 Mélangez le yaourt et la lavande puis laissez infuser 3 h au frais.

2 Coupez les abricots surgelés en gros dés.

3 À l'aide d'un blender, mixez les abricots et le yaourt à la lavande. Servez aussitôt.

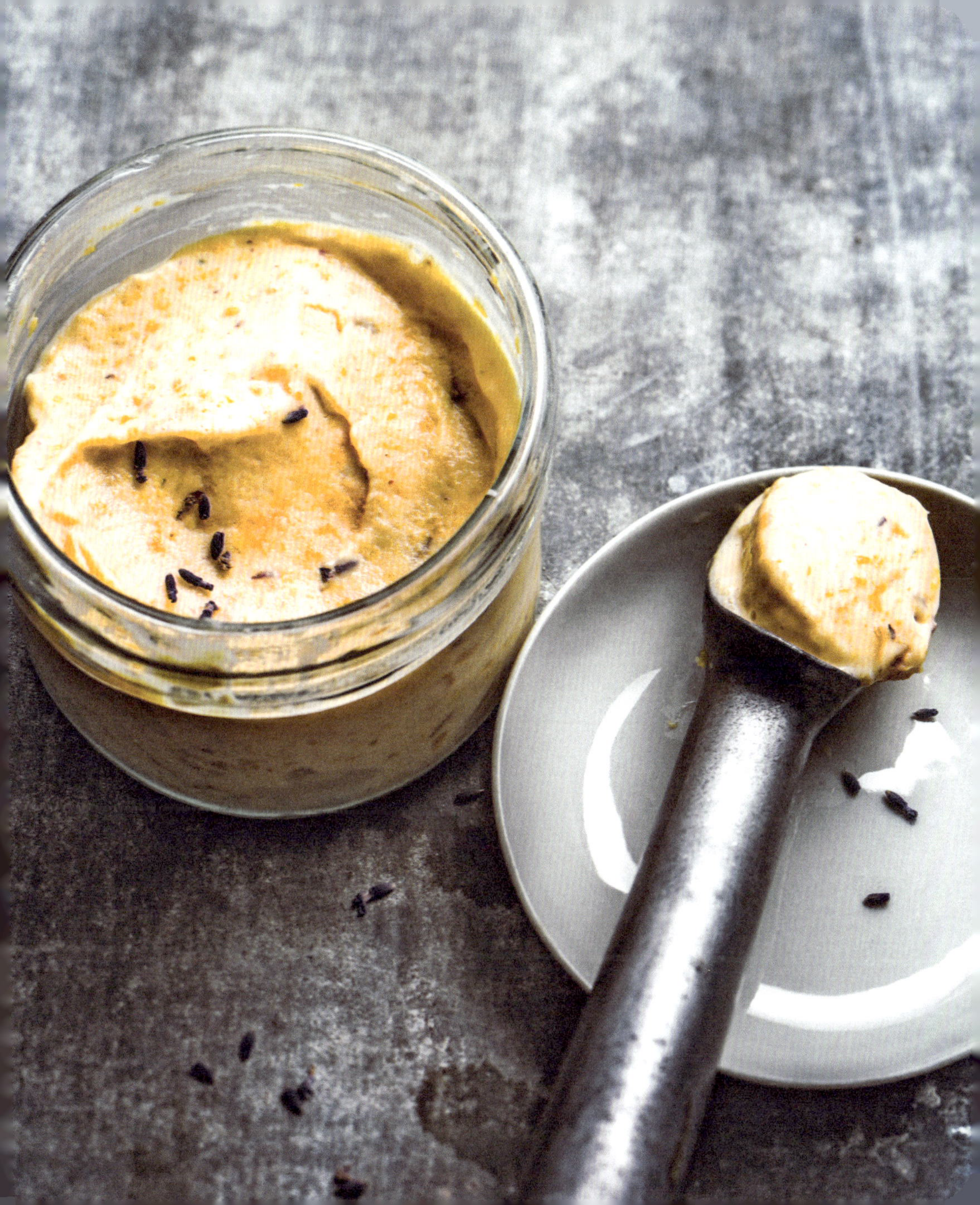

SORBET FRAISE CITRON VERT

POUR 4 PERSONNES

Préparation : 15 min
Congélation : 12 h

500 g de fraises bien mûres
1 citron vert
4 c. à soupe de sirop d'agave (facultatif)

1 La veille, placez les fraises coupées en morceaux dans un plat au congélateur.

2 Le jour même, mixez les fraises avec le jus et le zeste du citron ainsi que le sirop d'agave si elles ne sont pas assez sucrées. Servez aussitôt.

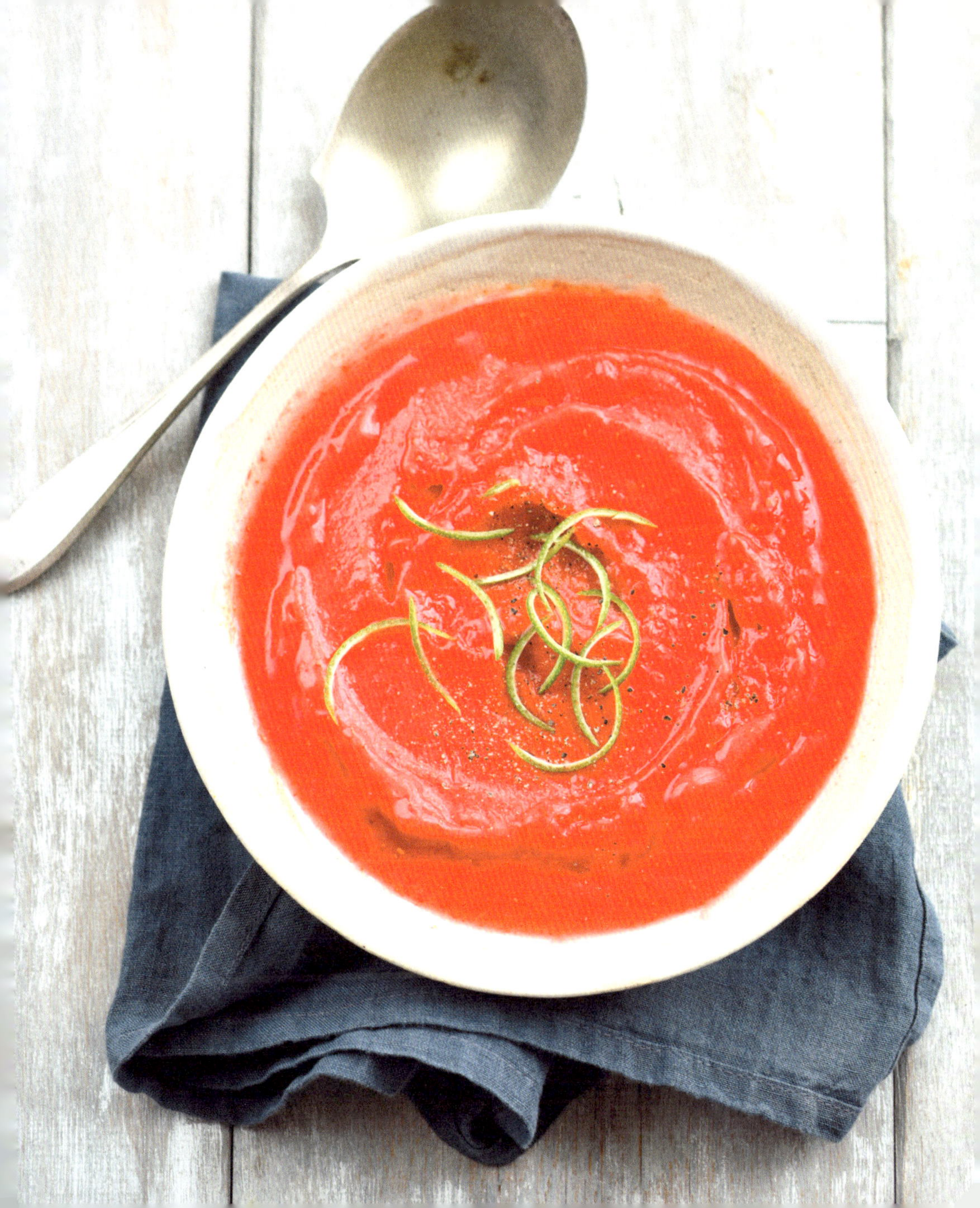

GRANITÉ DE COURGETTE, POMME, MENTHE

POUR 6 PERSONNES

Préparation : 10 min
Repos : 2 h

1 courgette
2 pommes Granny-Smith en morceaux
2 branches de menthe
1 citron vert
3 c. à soupe de miel
1 c. à café de calvados

1 Mixez les pommes avec le jus de citron, le miel, le calvados et quelques feuilles de menthe.

2 Déposez le mélange dans un plat large et peu profond et placez au congélateur. Grattez la surface toutes les 20 min jusqu'à ce que le granité soit complètement pris (environ 2 h). Au moment de servir, parsemez de menthe ciselée.

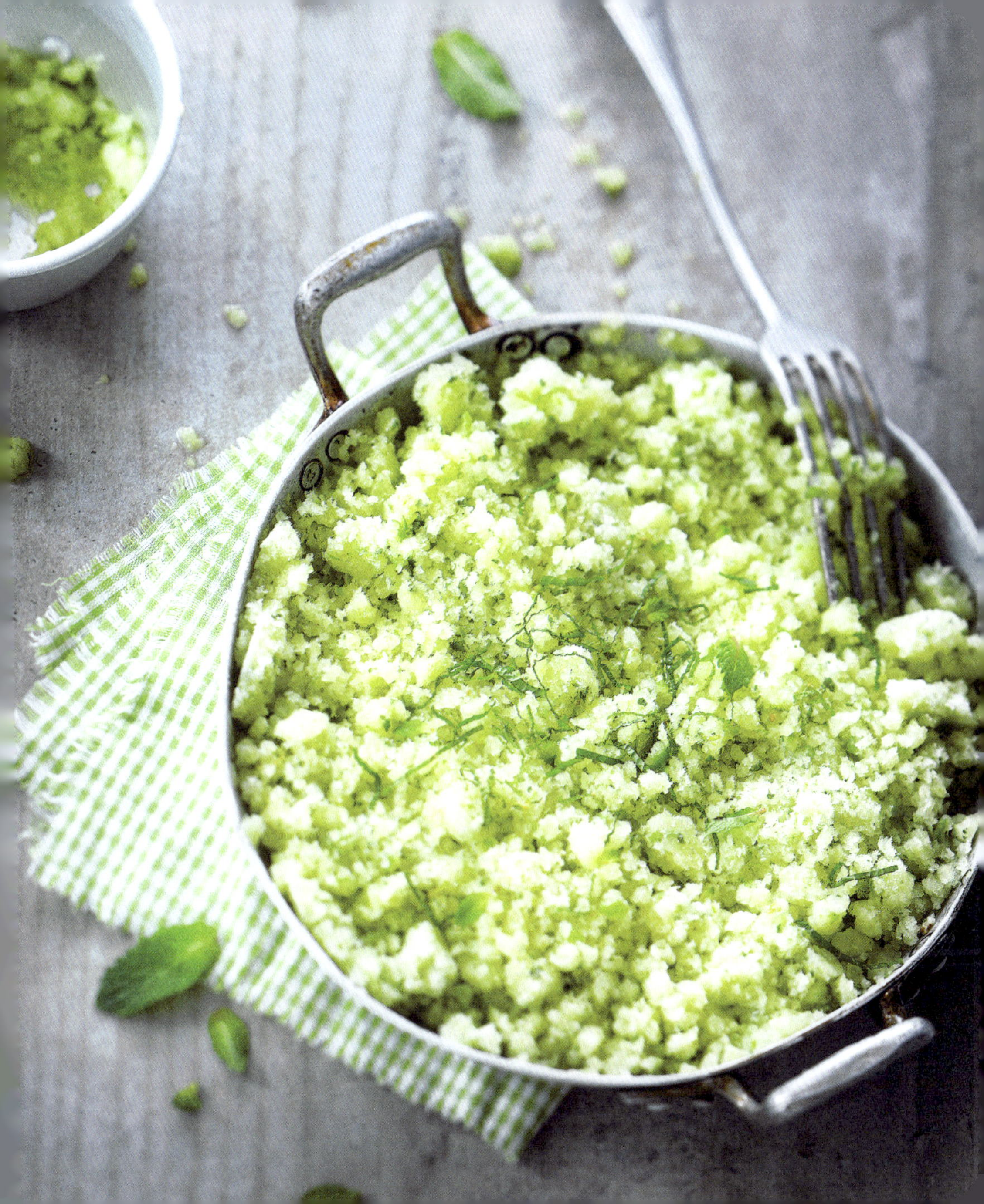

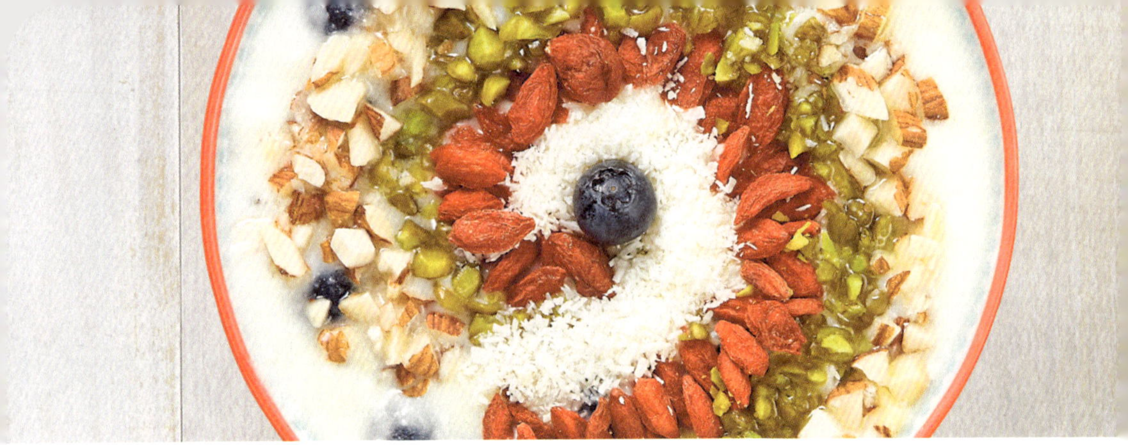

BONS PETITS DÉJEUNERS

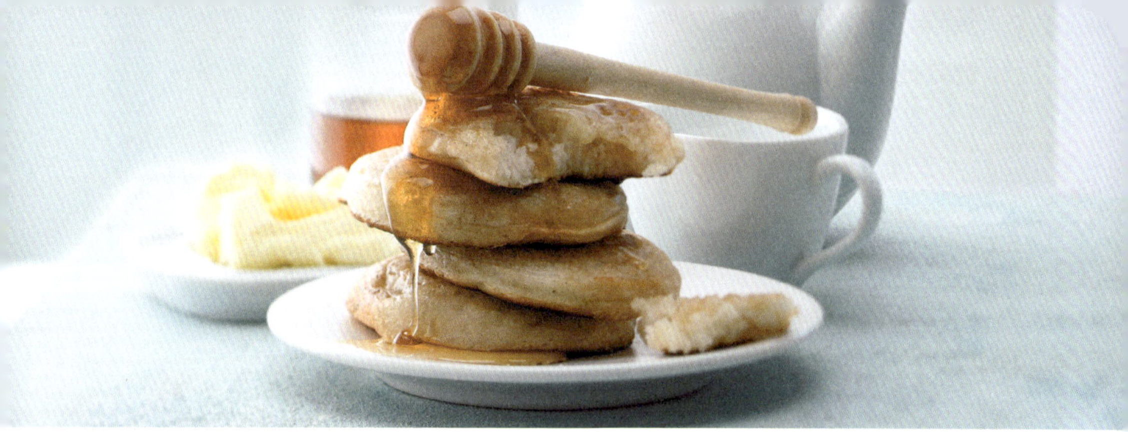

SMOOTHIEBOWL BANANA-CHOCO

POUR 1 SMOOTHIEBOWL

Préparation : 10 min
Cuisson : 5 min

20 cl de lait
45 g de flocons d'avoine
2 c. à soupe de sirop d'agave
1 c. à café de cacao amer en poudre
1/2 banane en rondelles
1 c. à soupe de noisettes hachées
1 c. à soupe d'amandes hachées
2 morceaux de gingembre confit haché

1 Faites frémir le lait dans une casserole. Versez les flocons d'avoine et laissez gonfler quelques minutes hors du feu, dans un bol. Incorporez la moitié du sirop d'agave et le cacao.

2 Ajoutez les rondelles de banane sur la préparation, parsemez de noisettes, d'amandes et de gingembre et nappez avec ce qu'il reste de sirop d'agave. Servez.

SANS GLUTEN

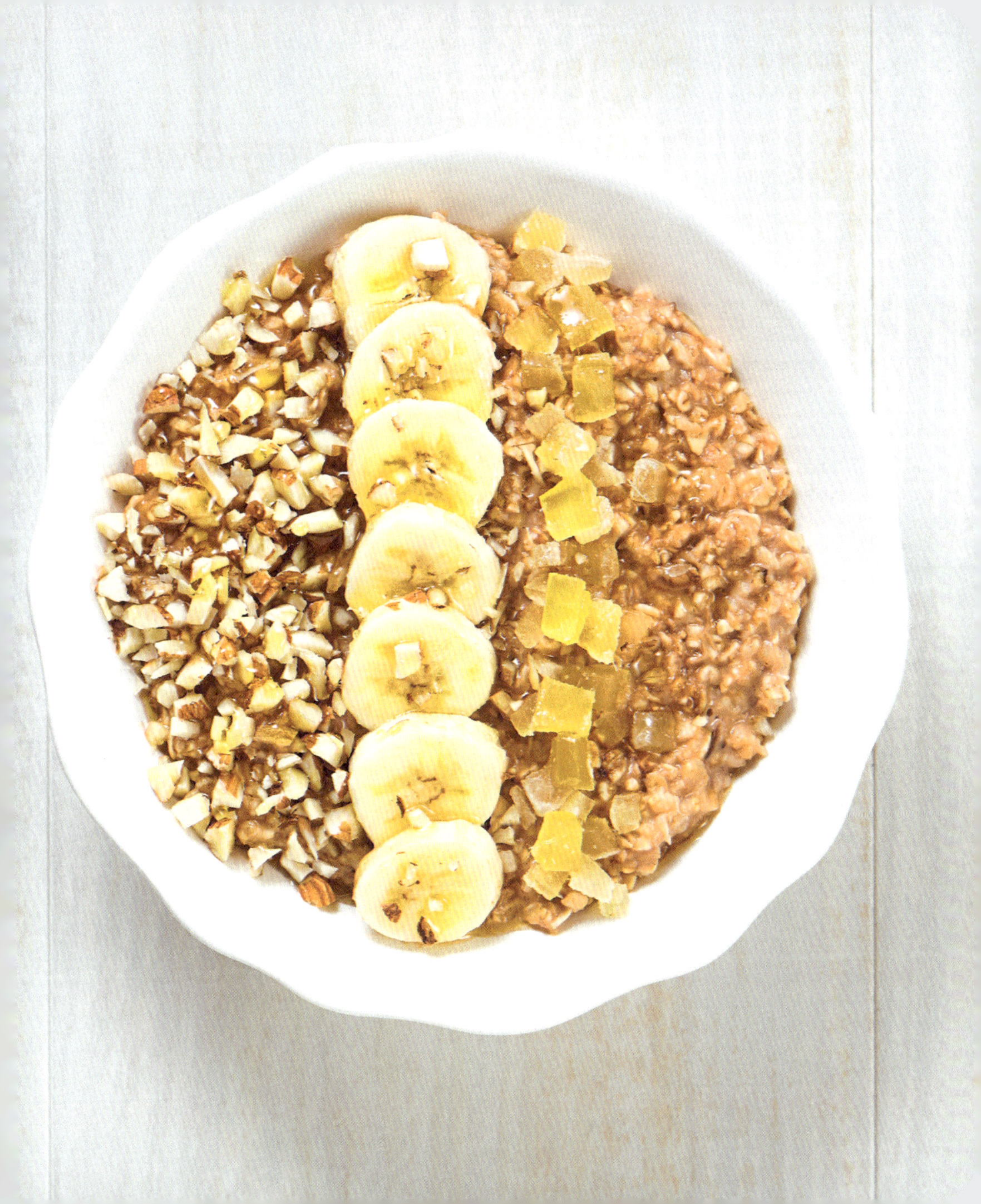

SMOOTHIEBOWL PINK POWER

POUR 1 SMOOTHIEBOWL

Préparation : 10 min

25 cl de lait
1/2 banane en morceaux
100 de fruits rouges variés
+ un peu pour la déco
1 c. à soupe de sirop d'agave
10 g de noix de coco fraîche
en cubes
1 c. à café de graines de sésame
grillées

1 Mixez dans un blender le lait avec la banane, les fruits rouges et le sirop d'agave jusqu'à l'obtention d'un smoothie lisse. Versez la préparation dans un petit bol.

2 Parsemez le dessus du reste de fruits rouges, de noix de coco et de sésame.

SANS GLUTEN

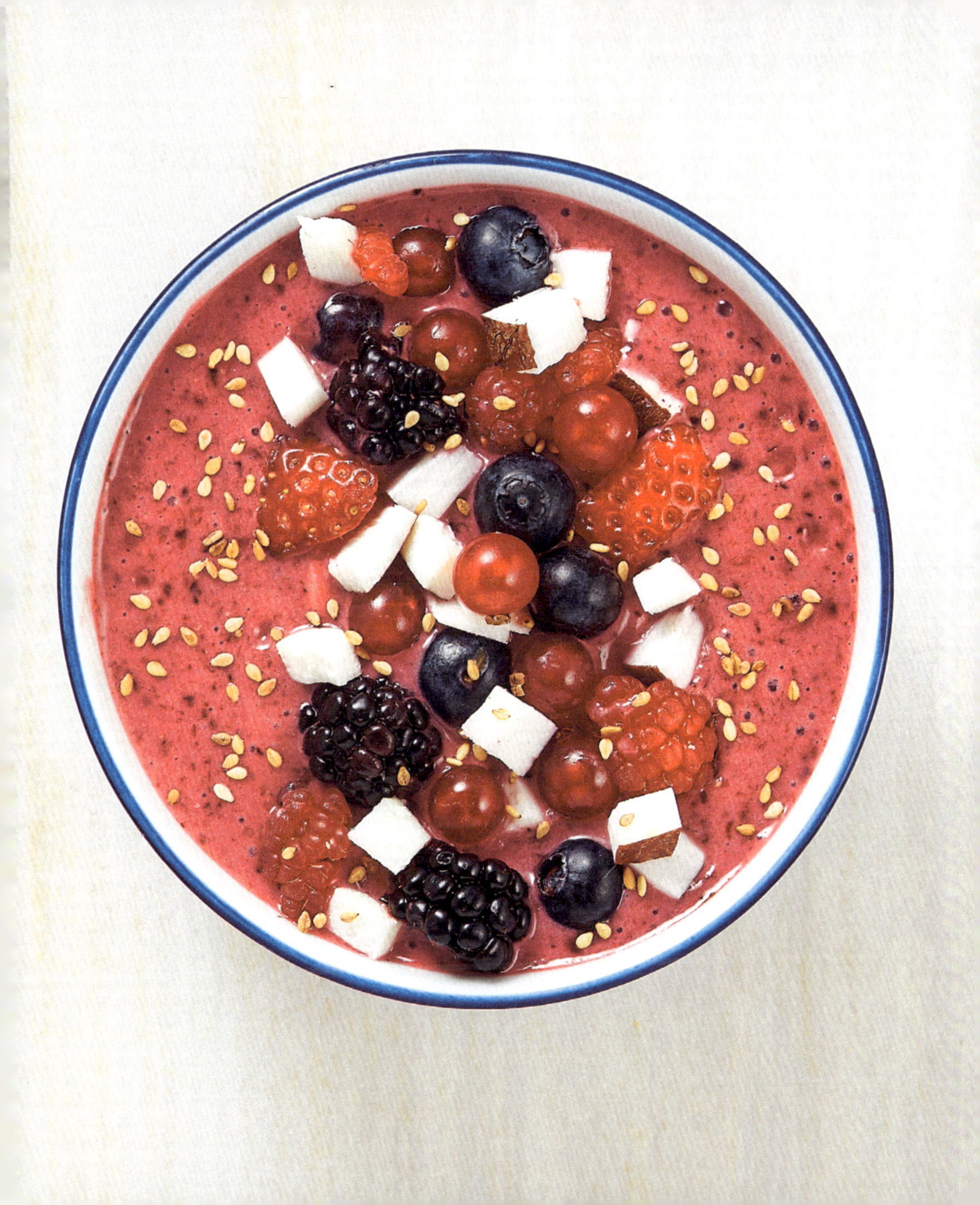

SMOOTHIEBOWL SUPERFRUITS

POUR 1 SMOOTHIEBOWL

Préparation : 5 min

200 g de yaourt nature
2 c. à soupe de sirop d'agave
4 c. à soupe de myrtilles
2 c. à soupe de baies de goji
2 c. à soupe de noix de coco râpée
2 c. à soupe d'amandes hachées
2 c. à soupe de pistache hachée

1 Mélangez le yaourt, le sirop d'agave et les myrtilles. Versez la préparation dans un bol.

2 Décorez avec les autres ingrédients en les disposant en spirale sur le dessus.

SANS GLUTEN

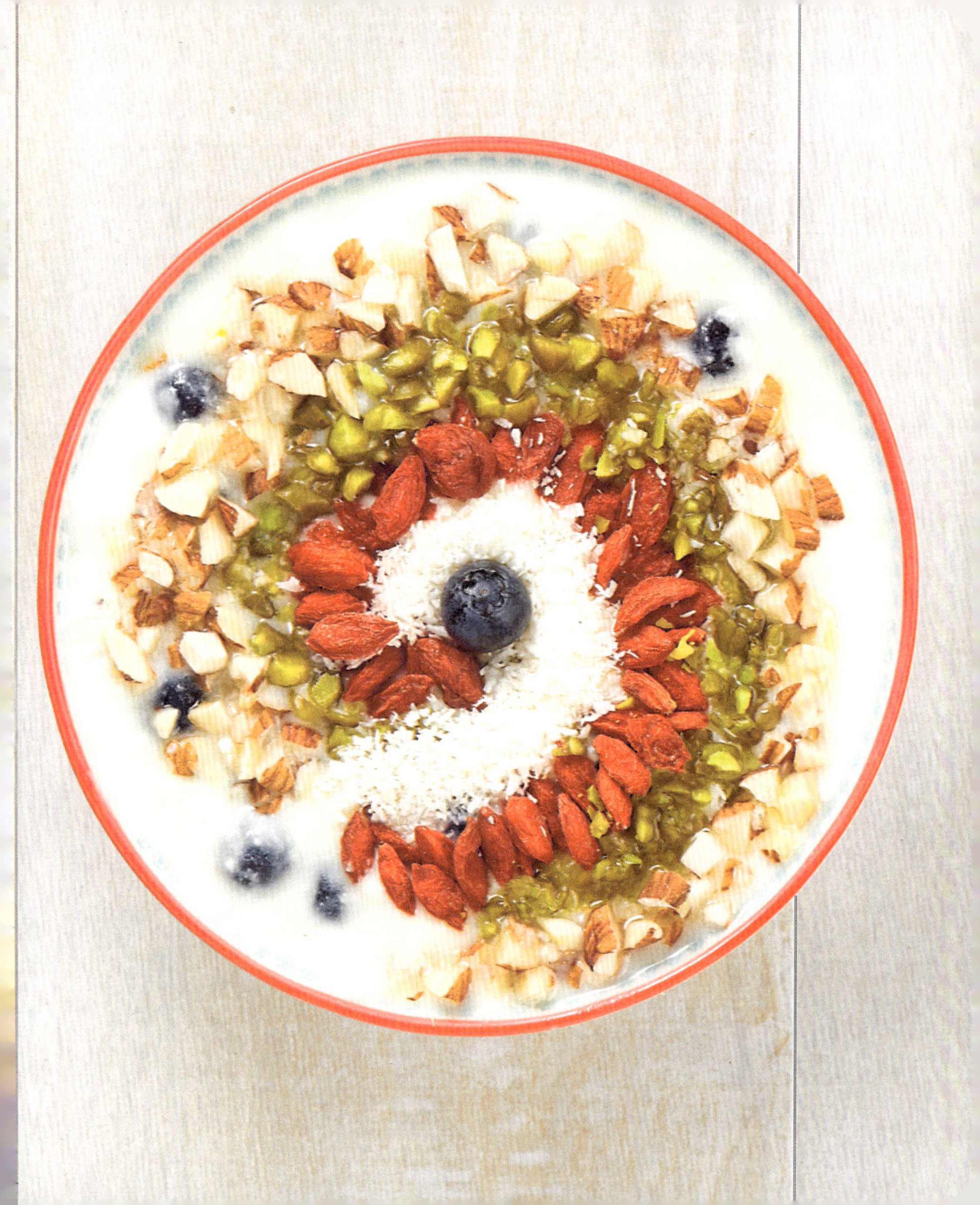

PUDDING LAIT DE COCO, CHIA-KAKI

POUR 4 PERSONNES

Préparation : 5 min
Repos : 1 h

2 kakis mûrs épluchés, en dés
40 cl de lait de coco
8 c. à soupe de graines de chia
le zeste de 1 citron vert

1. À l'aide d'un blender, mixez les kakis avec le lait de coco. Ajoutez les graines de chia. Mélangez de nouveau et réservez au frais 1 h. Les graines de chia doivent avoir triplé de volume.

2. Répartissez le mélange dans 4 bols et parsemez de zeste de citron vert. Servez aussitôt.

SANS LACTOSE

SANS GLUTEN

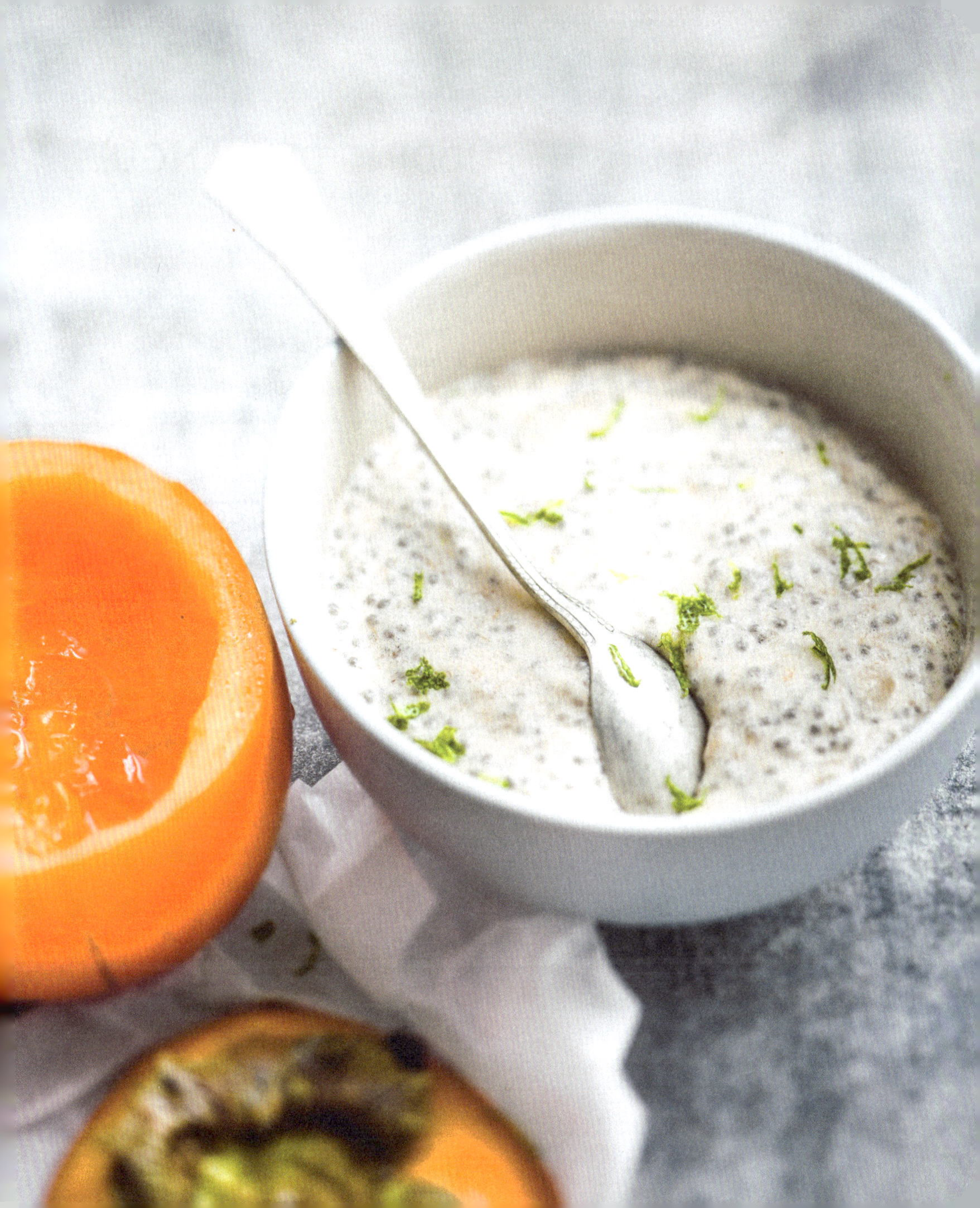

PUDDING DE MANGUE, GRAINES DE CHIA

POUR 4 À 6 PERSONNES

Préparation : 15 min
Réfrigération : 2 h

600 g de mangues
le jus de 1/2 citron vert
1 pincée de vanille en poudre
sirop d'agave (facultatif)
30 g de graines de chia

1 Pelez les mangues, ôtez les noyaux, puis placez la chair de celles-ci dans la cuve d'un blender. Ajoutez le jus de citron et la vanille. Mixez le tout jusqu'à obtention d'une purée bien lisse et homogène. Sucrez éventuellement avec un peu de sirop d'agave.

2 Versez la préparation dans un saladier, puis ajoutez les graines chia. Mélangez bien, puis placez au frais 2 h. Dégustez bien frais.

SANS LACTOSE

SANS GLUTEN

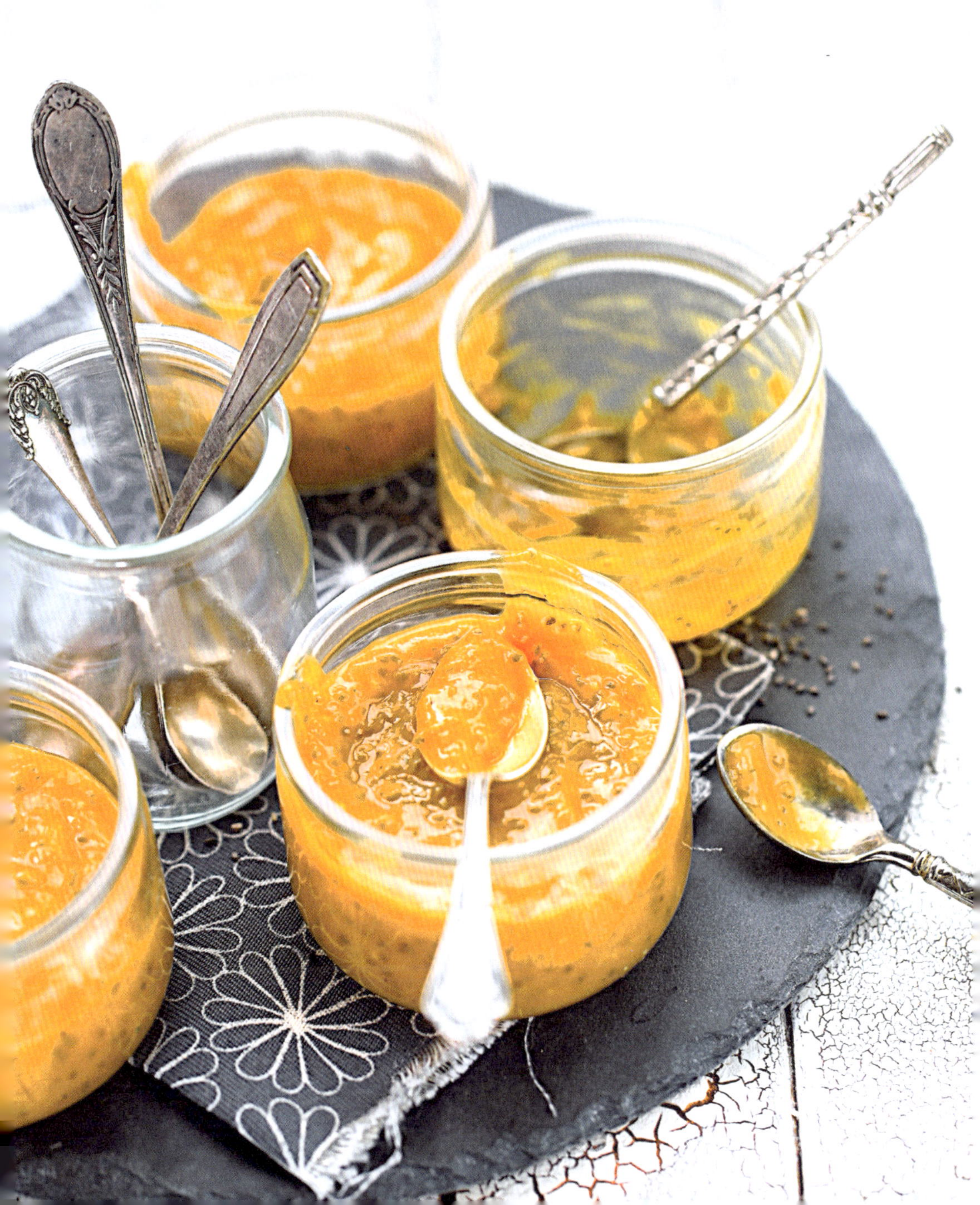

MINI-CRÊPES À LA CHÂTAIGNE

POUR 15 À 20 MINI-CRÊPES

Préparation : 10 min
Cuisson : 1 h

130 g de sirop de riz
100 g de farine de châtaigne
60 g de farine de pois chiches
50 g de fécule de pomme de terre
40 cl de boisson végétale
2 c. à soupe d'extrait de vanille liquide
15 g d'huile de coco + pour la poêle

1 Mélangez les farines et la fécule. Ajoutez la boisson végétale, la vanille, le sirop de riz et l'huile de coco fondue, puis fouettez.

2 Faites cuire les crêpes 1 min sur chaque face dans une petite poêle huilée.

SANS LACTOSE

SANS GLUTEN

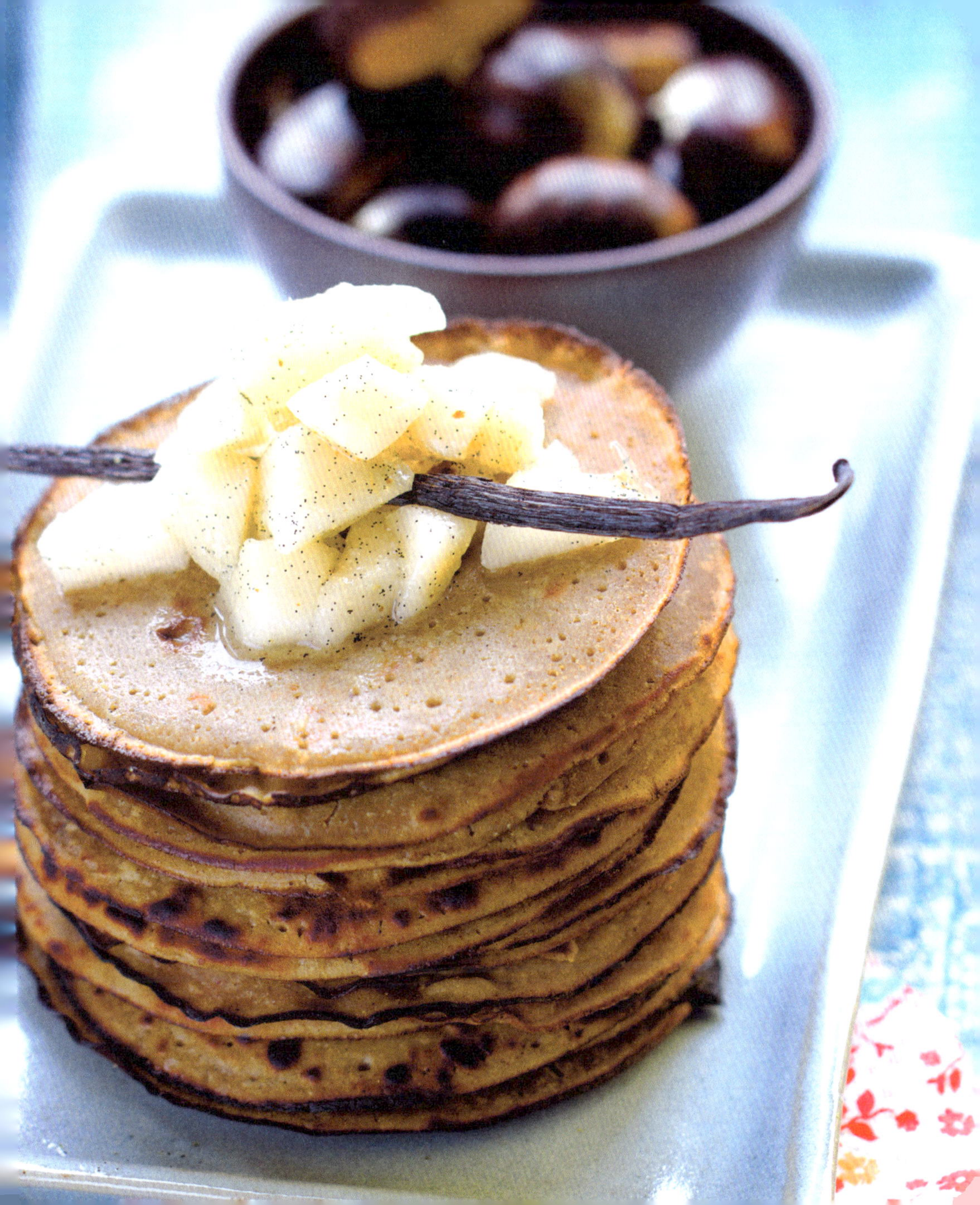

PANCAKES POMMES ET MYRTILLES

POUR 12 PANCAKES

Préparation : 25 min
Cuisson : 50 min

4 grosses pommes
150 g de myrtilles
3 œufs
1/2 c. à café de sel fin
125 g de farine
1 sachet de levure chimique
25 cl de lait
20 g de beurre
+ un peu pour la poêle

1 Montez les blancs d'œufs en neige avec le sel.

2 Mélangez la farine et la levure. Incorporez les jaunes d'œufs. Ajoutez peu à peu le lait, le beurre fondu puis délicatement les blancs en neige.

3 Coupez les pommes en 4, retirez le cœur et les pépins, puis râpez-les à l'aide d'une grosse râpe. Ajoutez les pommes râpées et les myrtilles lavées et séchées à la pâte.

4 Versez une petite louchée de pâte dans une poêle beurrée. Laissez cuire 2 min de chaque côté.

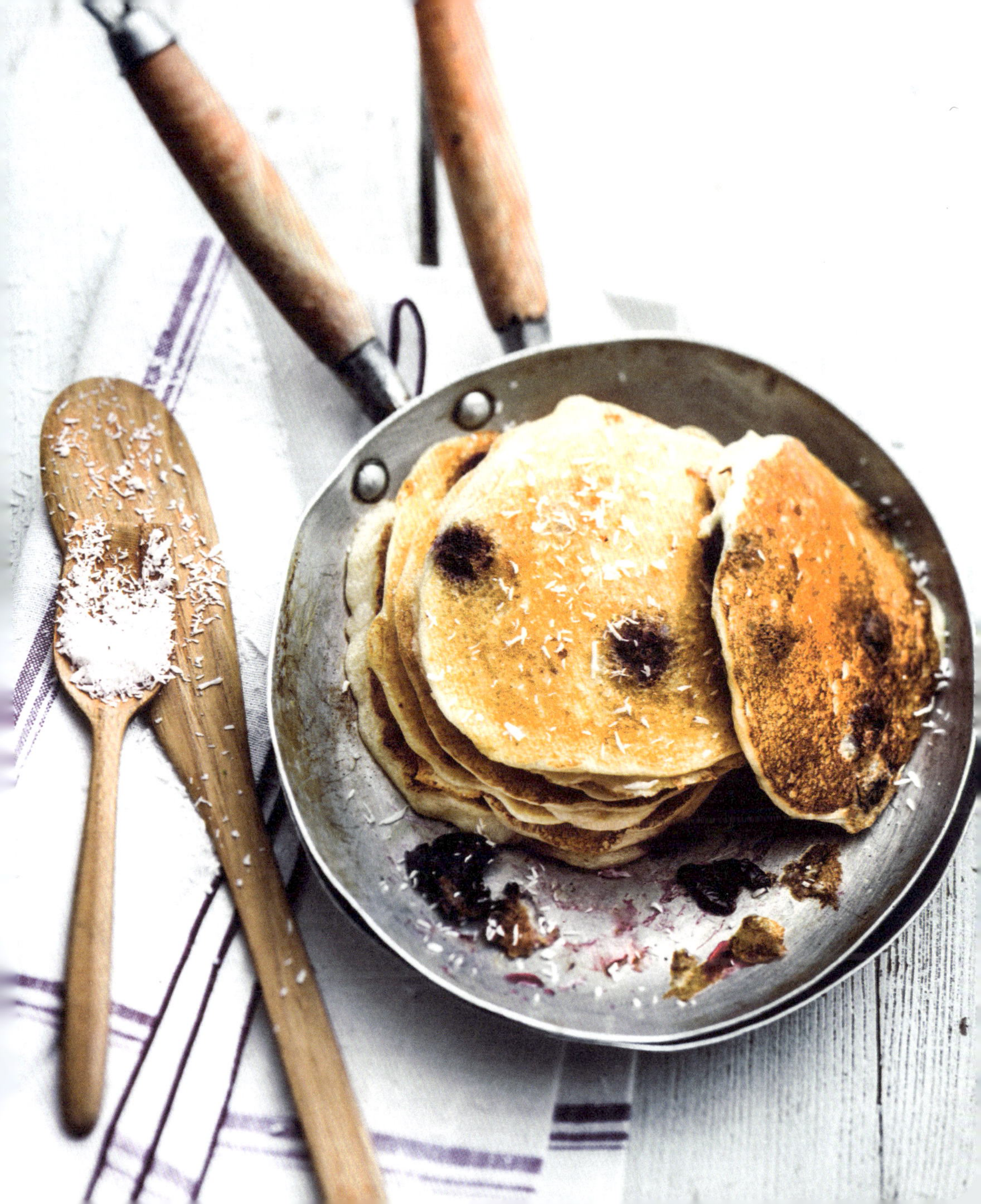

CRUMPETS MAISON

POUR 10 À 12 CRUMPETS

Préparation : 10 min
Cuisson : 1 h
Repos : 1 h

250 g de farine
1 c. à café rase de sel
15 cl de lait
20 cl d'eau
7 g de levure de boulanger déshydratée

1 Mélangez la farine et le sel. Versez le lait et l'eau dans un bol et faites-les tiédir au micro-ondes. Diluez la levure dans le liquide tiède, puis incorporez ce mélange petit à petit à la farine en fouettant vigoureusement. La pâte doit être très élastique, voire collante. Laissez-la lever 1 h à température ambiante.

2 Beurrez un cercle à pâtisserie d'environ 10 cm de diamètre, déposez-le sur une poêle légèrement beurrée. Quand la poêle est chaude, versez une louche de pâte dans le cercle, sur une épaisseur d'environ 1 cm, et laissez cuire tout doucement. Des bulles doivent se former à la surface du crumpet.

3 Lorsque le dessus est sec, c'est que le crumpet est cuit. À ce moment, enlevez le cercle à l'aide d'un torchon et retournez le crumpet. Laissez-le cuire encore 1 min : il doit rester moelleux et ne pas se dessécher.

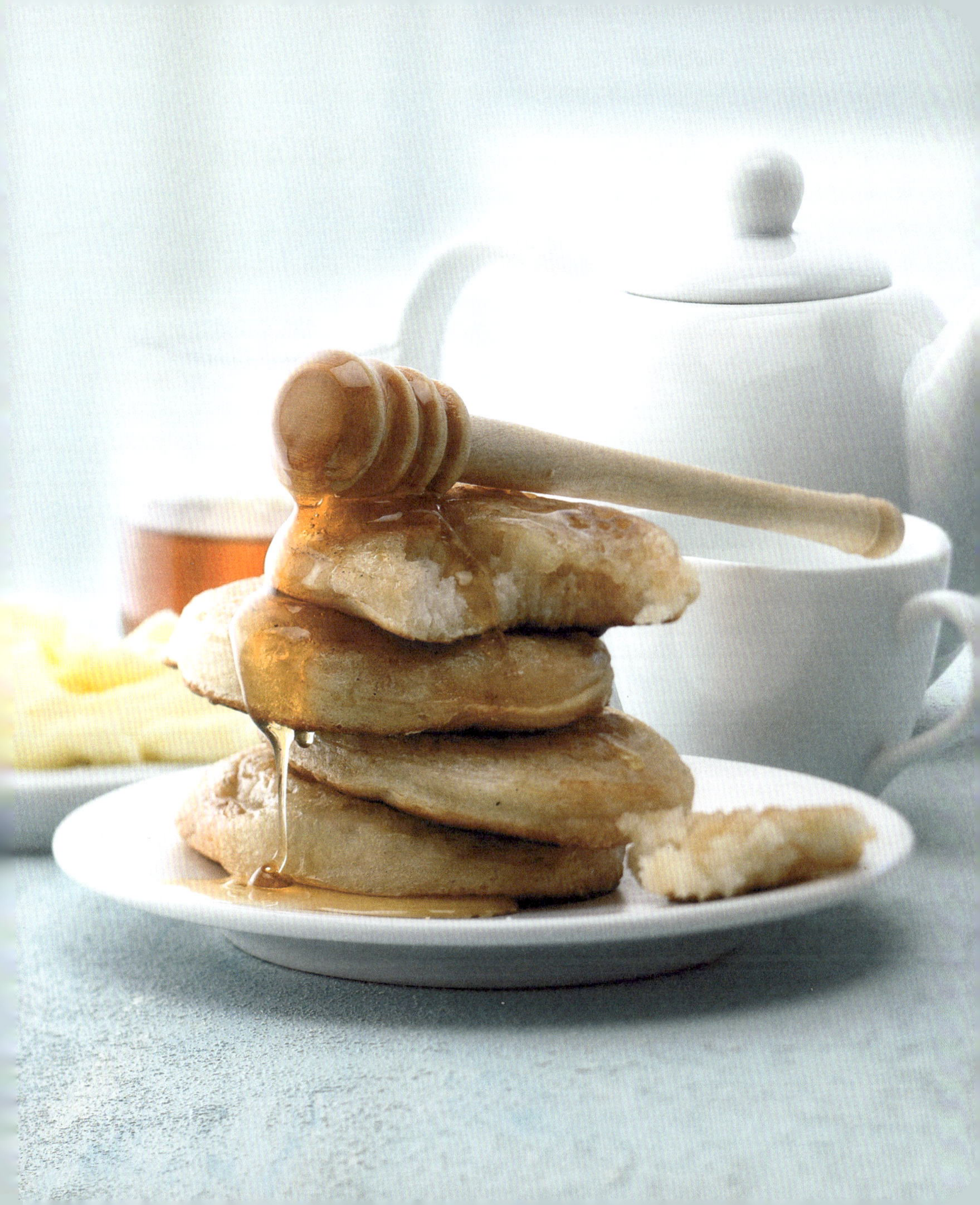

BANANA BREAD

POUR 1 CAKE DE 24 CM

Préparation : 25 min
Cuisson : 1 h

100 g de noix de pécan
100 g de bananes séchées
350 g de bananes très mûres
11 cl de lait ribot
1 pomme
le jus d'1/2 citron
3 œufs
150 g de beurre fondu
200 g de farine de blé
100 g de farine de riz
1/2 c. à café de sel
1 c. à café de bicarbonate de soude
1 c. à soupe de graines de lin
1 c. à soupe de graines de courge
1 c. à soupe de graines de tournesol

1 Préchauffez le four à 180 °C. Torréfiez à sec les noix de pécan et hachez-les. Détaillez les bananes séchées en dés.

2 Mixez les bananes avec le lait ribot. Râpez finement la pomme , puis citronnez-la.

3 Battez les œufs. Ajoutez le beurre et mélangez bien afin d'obtenir une pâte homogène. Ajoutez les bananes et la pomme râpée.

4 Mélangez les 2 farines, le sel, le bicarbonate de soude, les noix de pécan et les dés de banane. Incorporez ce mélange sec à la pâte.

5 Versez la pâte dans un moule à cake beurré. Parsemez-la de graines et enfournez 1 h. Couvrez le banana bread d'aluminium au bout de 30 min de cuisson.

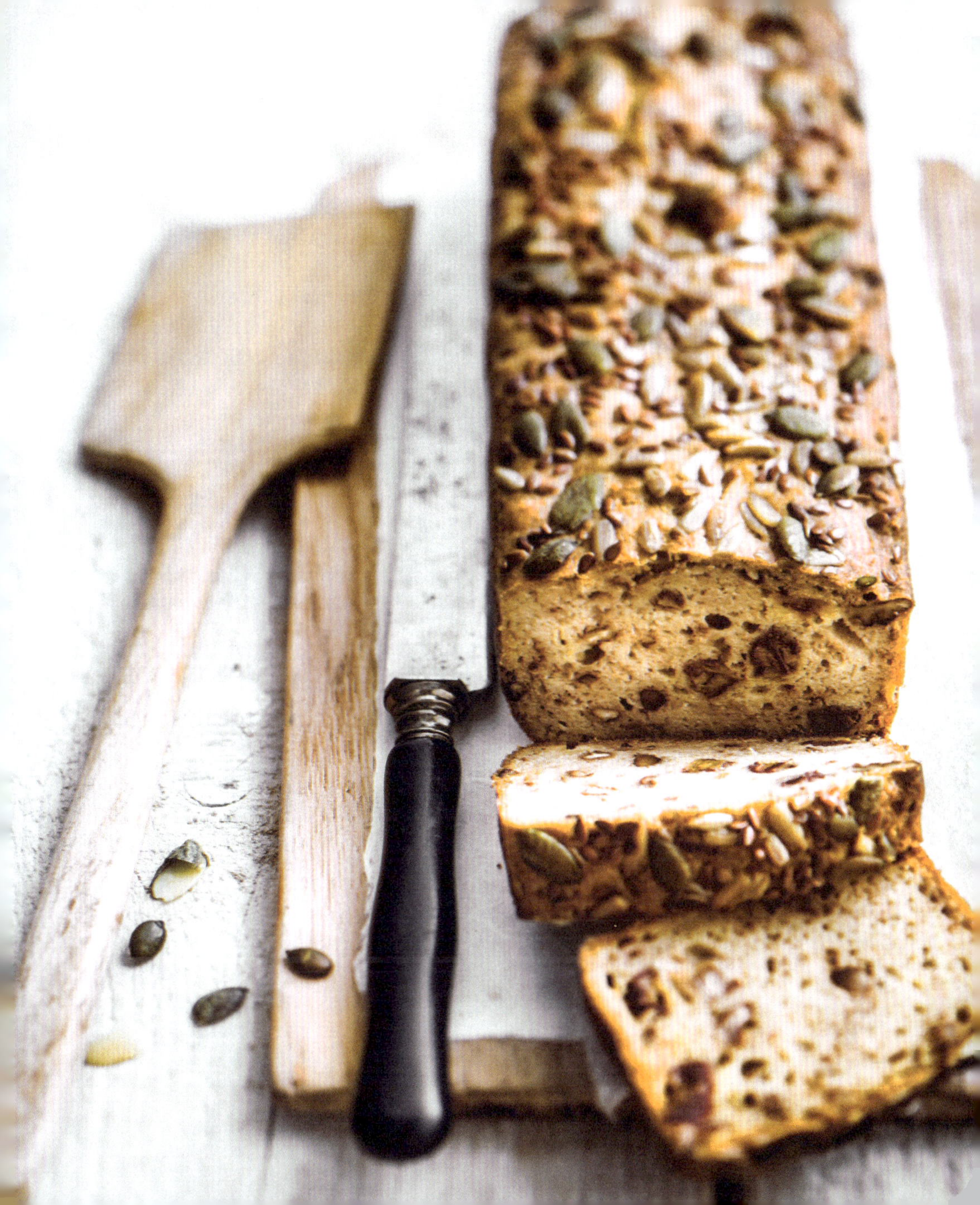

GRANOLA MAISON

POUR 450 G ENVIRON

Préparation : 15 min
Cuisson : 20 min

70 g de dattes
30 g d'abricots secs
30 g de noisettes torréfiées
30 g de raisins de Corinthe
40 g de noix de coco en poudre
180 g de flocons d'avoine
11 cl de sirop de pomme
3 cl d'huile de noisette

1 Préchauffez le four à 190 °C. Dénoyautez les dattes. Hachez-les grossièrement. Détaillez les abricots secs en dés. Concassez les noisettes.

2 Mélangez tous les ingrédients secs. Ajoutez le sirop de pomme et l'huile de noisette. Mélangez à nouveau.

3 Placez le mélange obtenu sur une plaque à pâtisserie tapissée de papier sulfurisé. Enfournez 20 min. Sortez le plat du four et laissez refroidir 20 min.

4 Détaillez en gros morceaux et stockez-les dans une boîte hermétique lorsque le mélange est froid.

SANS LACTOSE

SANS GLUTEN

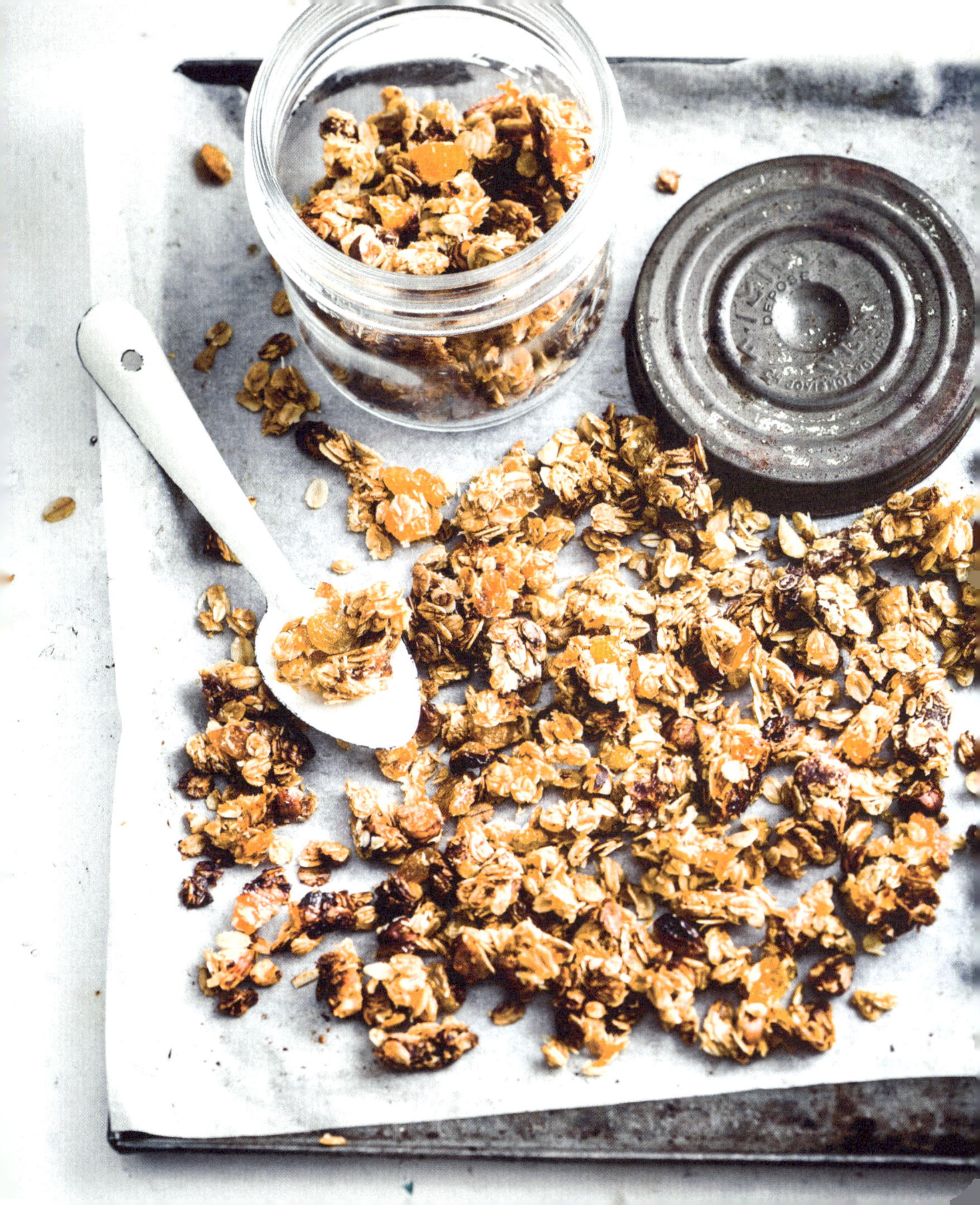
DEPOSE

ENERGY BALLS

POUR 16 ENERGY BALLS

Préparation : 25 min
Trempage : 30 min

100 g de noix de cajou
50 g de dattes
ou de pâte de dattes
50 g d'abricots secs
extra-moelleux
1 c. à soupe d'huile de coco
35 g de noix de coco en poudre
le zeste de 1 citron
50 g de copeaux de noix de coco

1 Faites tremper les noix de cajou 30 min dans de l'eau tiède. Égouttez-les.

2 Mixez les noix de cajou, les dattes dénoyautées, les abricots secs, l'huile de coco, la noix de coco en poudre et le zeste de citron.

3 Confectionnez des petites boules d'environ 15 g de ce mélange, puis roulez-les dans les copeaux de noix de coco ; appuyez un peu pour bien la faire adhérer.

4 Stockez les boules dans une boîte hermétique au frais.

SANS LACTOSE

SANS GLUTEN

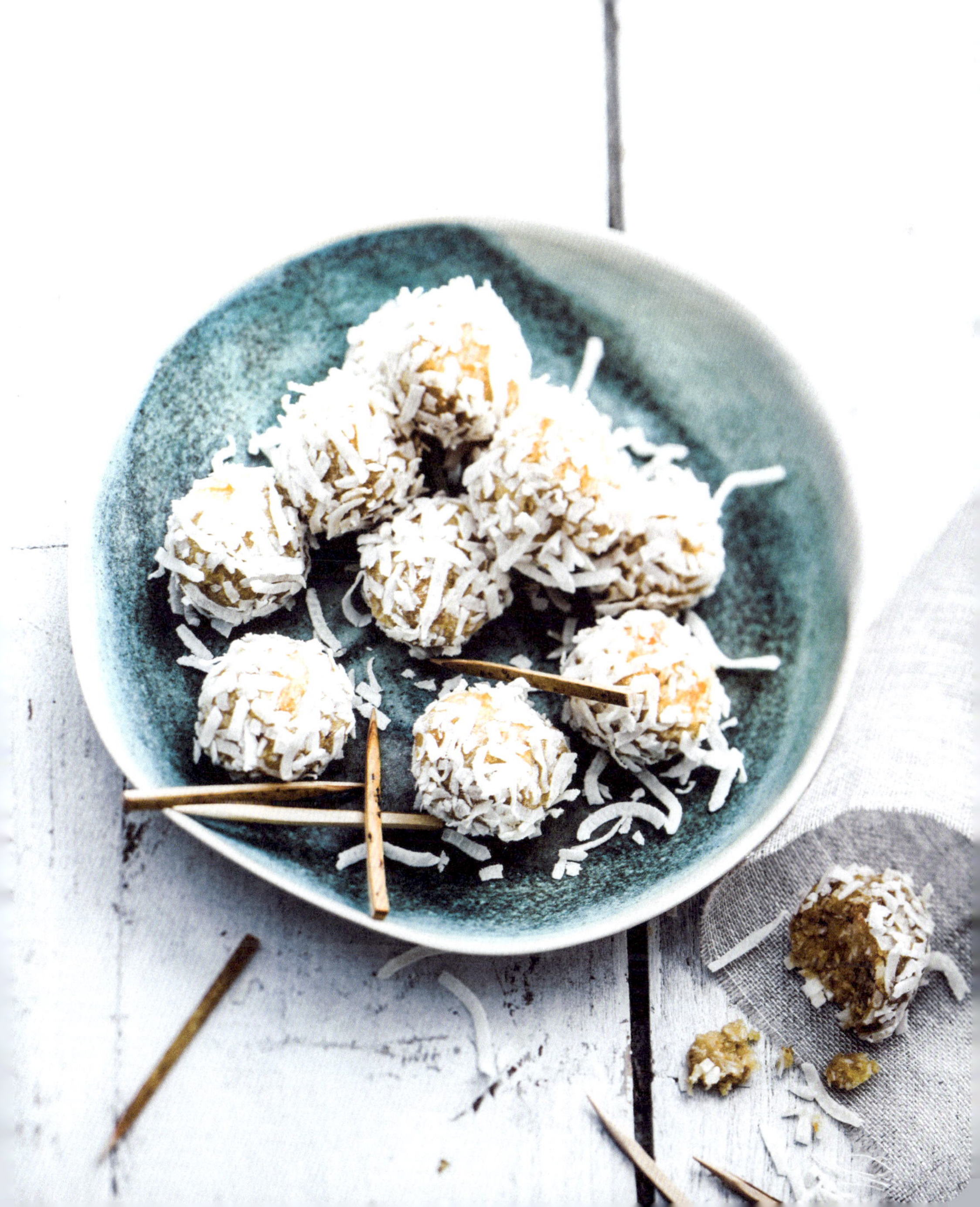

SIROP ET CARAMEL DE POMME

POUR 1 POT DE CHAQUE

Préparation : 15 min
Cuisson : 1 h

2 l de pur jus de pomme
70 cl de crème liquide
50 g de beurre en morceaux

1 Versez le jus de pomme dans une casserole et faites-le réduire à petits bouillons jusqu'à obtenir 22 cl de sirop environ (1 h).

2 Versez la moitié du sirop dans un pot stérilisé. Conservez-le au frais.

3 Faites chauffer la crème. Hors du feu, ajoutez-la au reste du sirop et mélangez. Laissez refroidir quelques minutes puis ajoutez le beurre. Une fois le mélange bien homogène, versez-le dans un pot hermétique stérilisé et réservez au frais jusqu'à consommation.

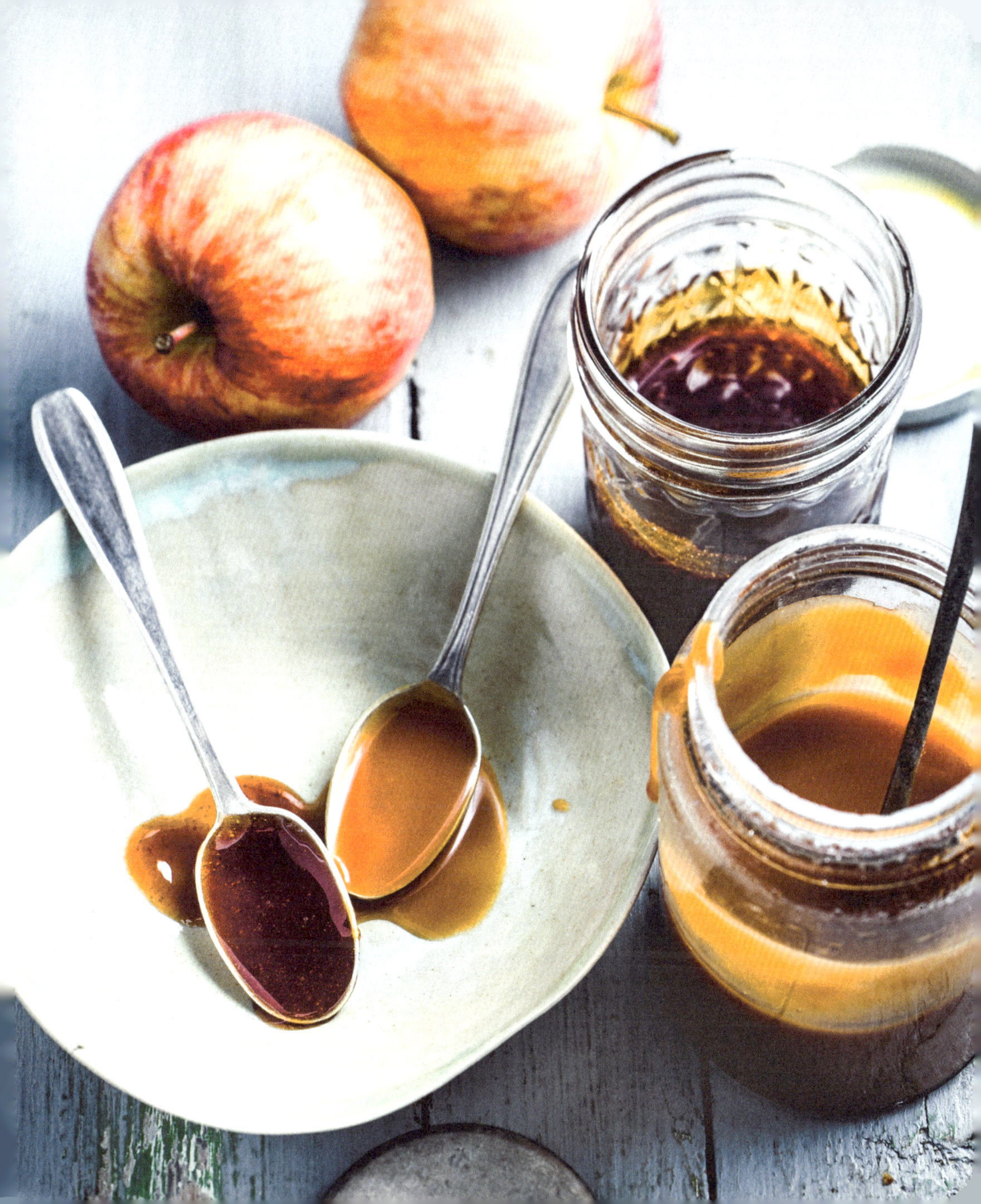

CONFITURE DE FRAMBOISES

POUR 2 POTS

Préparation : 10 min
Cuisson : 2 h 30

1 l de pur jus de raisin
1 kg de framboises fraîches ou surgelées
6 feuilles de verveine citronnelle
1 g d'agar-agar (5 pincées environ)

1 Versez le jus de raisin dans une casserole et faites-le réduire à petits bouillons jusqu'à obtenir 20 cl de sirop (au moins 1 h 15).

2 Ajoutez les framboises, la verveine et laissez compoter 1 h 15. Filtrez la confiture obtenue.

3 Versez la confiture dans une casserole et ajoutez l'agar-agar. Portez à ébullition et laissez bouillir sans cesser de remuer durant 2 min.

4 Versez dans des pots stérilisés. Laissez refroidir et stockez au frais.

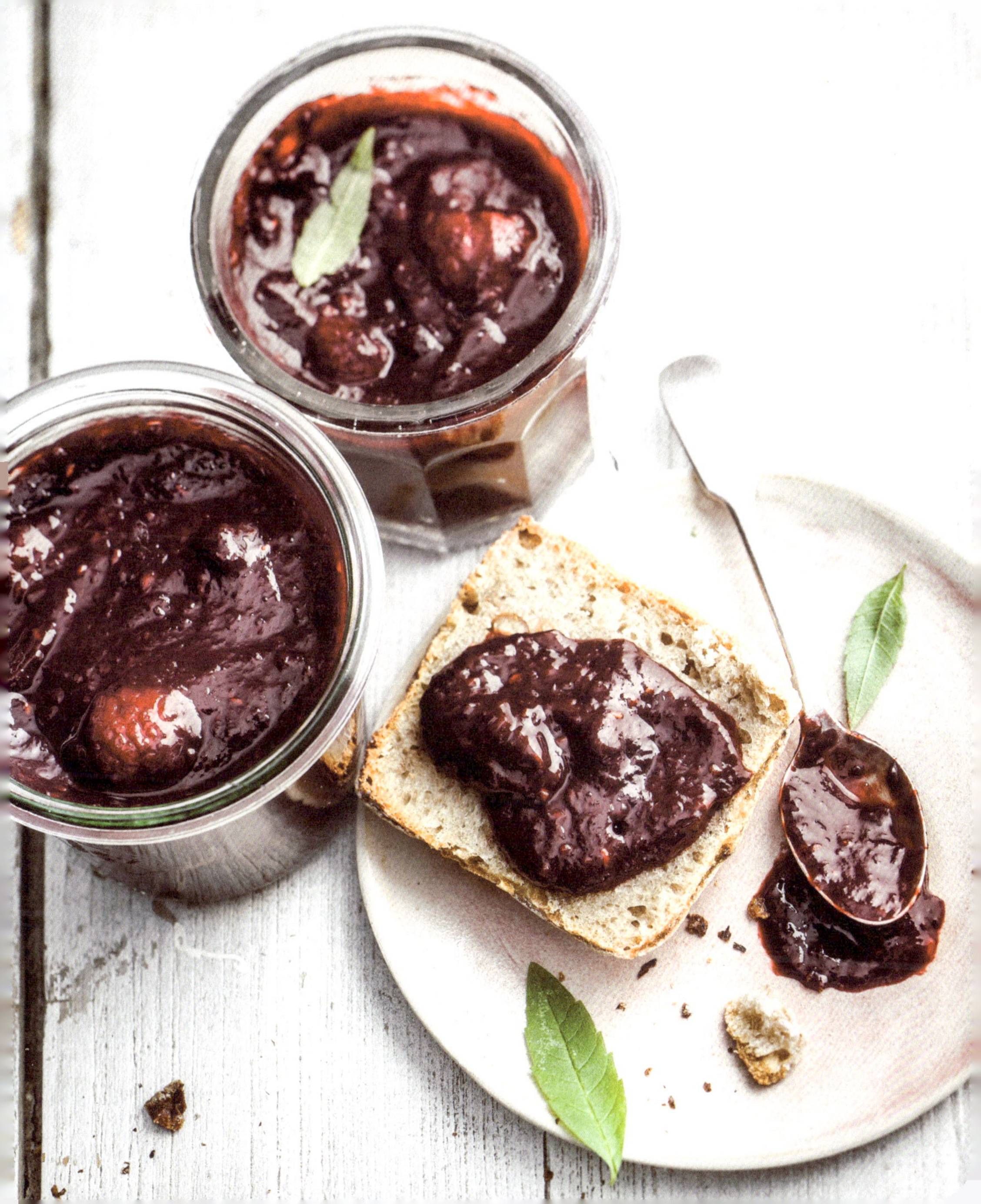

COMPOTE POMME-KAKI AU COMBAVA

POUR 4 PERSONNES

Préparation : 10 à 15 min
Cuisson : 20 min

3 pommes royal gala en dés
3 kakis en dés
1/2 c. à café de combava en poudre

1 Dans une casserole, versez 20 cl d'eau et ajoutez les dés de fruits. Laissez-les compoter 20 min, à couvert, en remuant de temps en temps. En fin de cuisson, ajoutez le combava. Mixez.

2 Versez la compote dans 4 verres. Placez au réfrigérateur jusqu'au moment de servir. Dégustez bien frais.

SANS LACTOSE

SANS GLUTEN

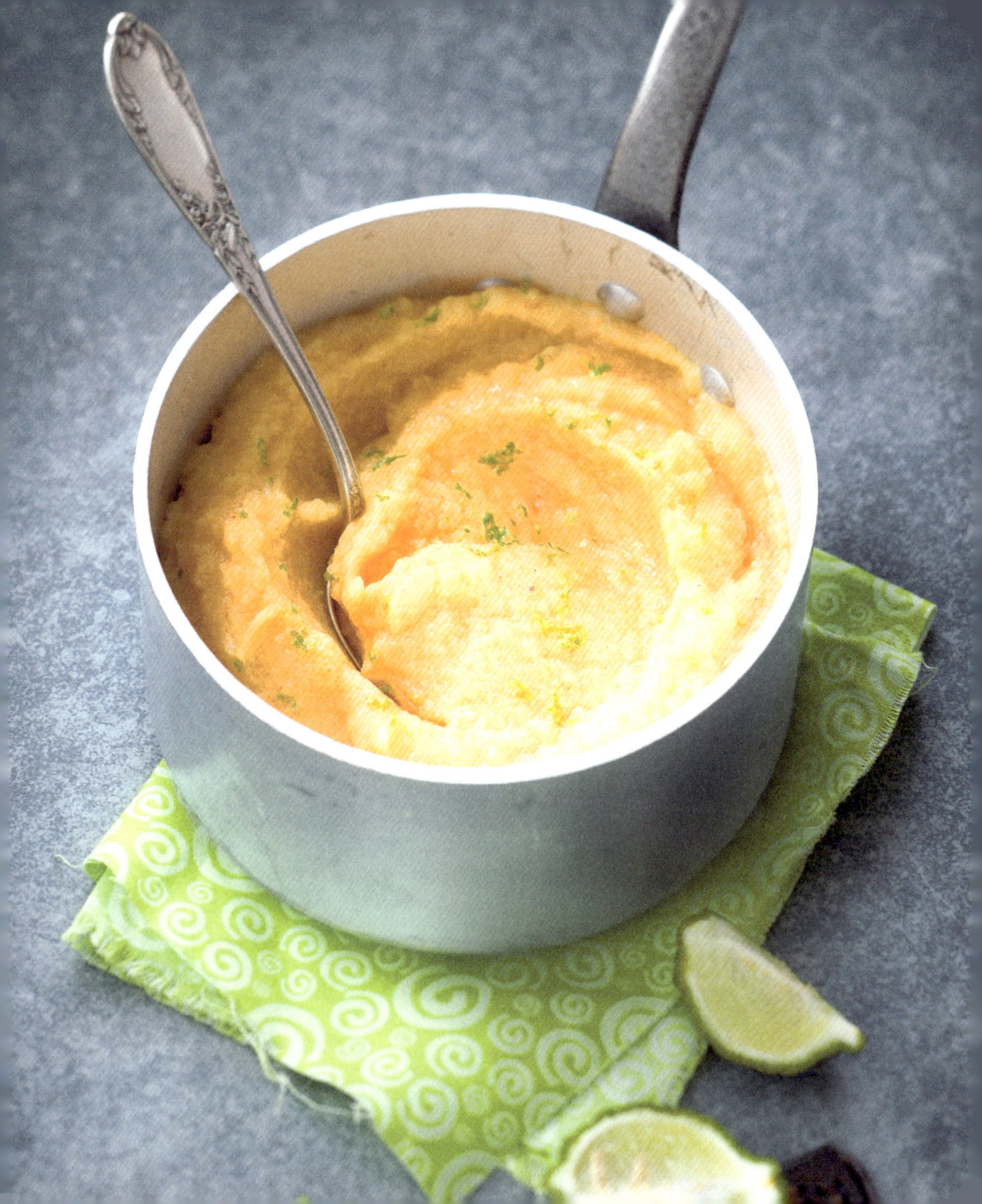

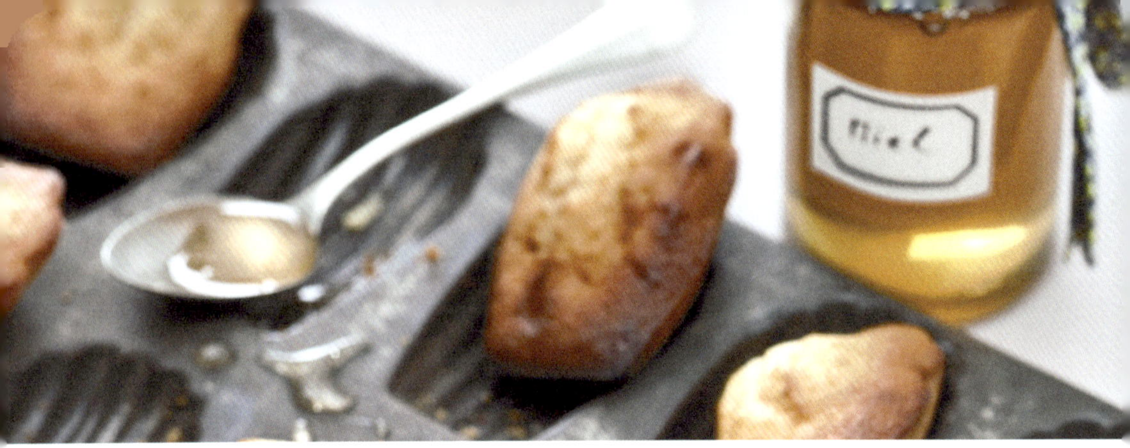

L'HEURE DU GOÛTER

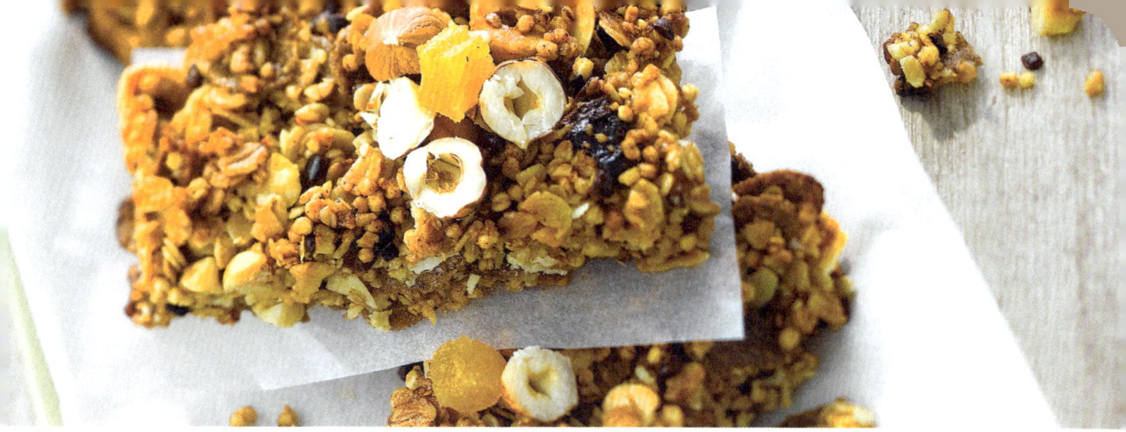

CRÊPES LÉGÈRES

POUR 12 CRÊPES

Préparation : 15 min
Cuisson : 35 min
Repos : 2 h

150 g de farine de blé
30 g de fécule de maïs
20 cl de lait
6 cl d'eau
2 œufs
1 c. à soupe d'huile
+1 c. à soupe pour la poêle
3 c. à soupe de rhum
4 cl de jus d'orange
1/2 c. à café de zestes râpés d'orange

1 Tamisez la farine et la fécule, puis mélangez-les. Mélangez le lait avec 12 cl d'eau.

2 Battez les œufs en omelette. Ajoutez-y un tiers du mélange lait-eau, puis incorporez petit à petit la farine tout en fouettant. Incorporez ensuite l'huile, puis le reste du lait ainsi que le rhum, le jus et les zestes d'orange. Laissez reposer la pâte au frais 2 h.

3 Sortez la pâte du réfrigérateur et fouettez-la doucement. Faites chauffer une poêle antiadhésive et enduisez-la légèrement d'huile.

4 Lorsque la poêle est bien chaude, versez-y une petite louche de pâte et étalez-la. Retournez la crêpe au bout de 1 min et faites cuire l'autre face 30 sec environ. Renouvelez l'opération jusqu'à épuisement de la pâte.

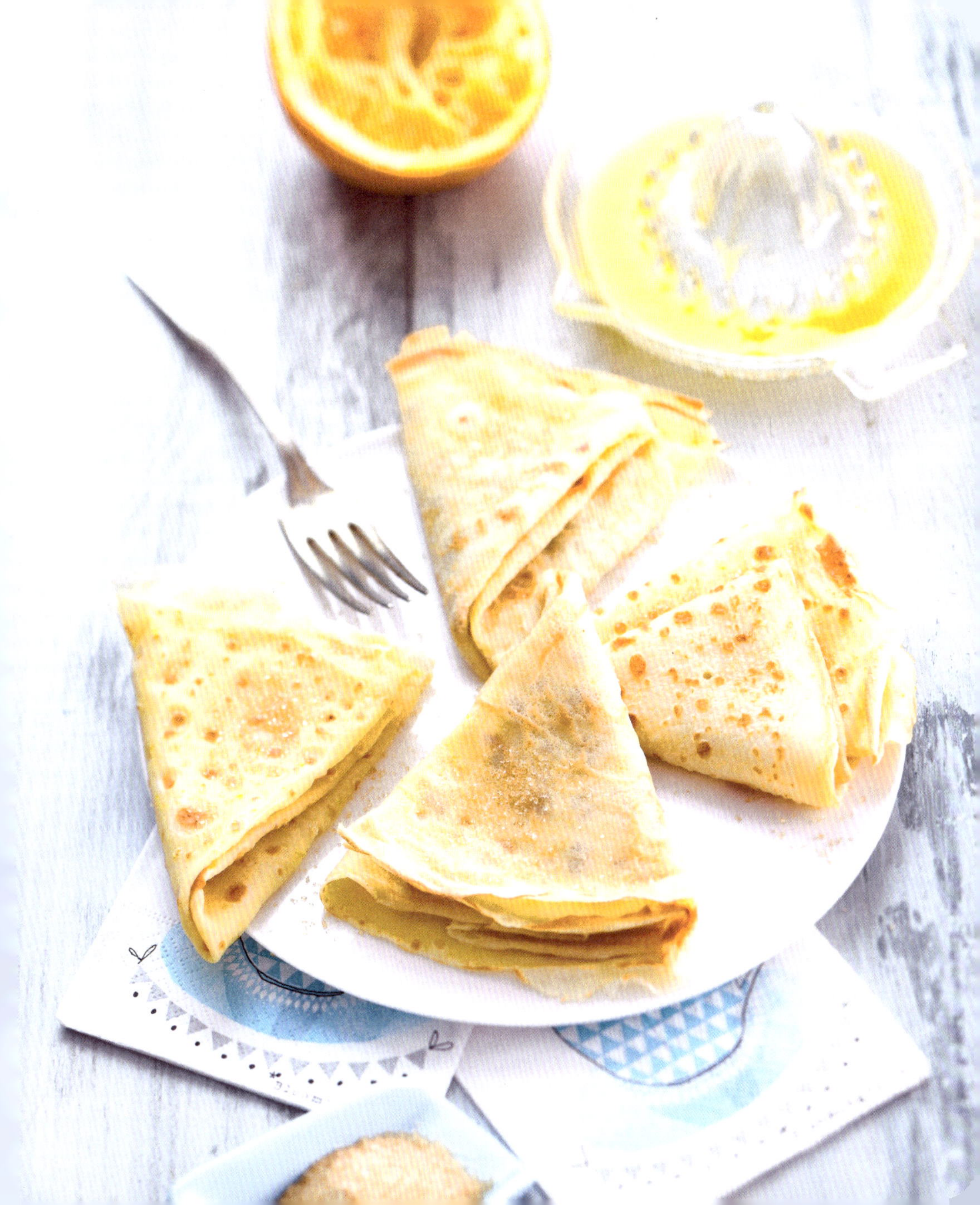

GAUFRES À LA CHÂTAIGNE

POUR 6 GAUFRES

Préparation : 10 min
Repos : 1 h

90 g de farine de blé
60 g de farine de châtaigne
1 sachet de levure chimique
1 œuf
3 cl d'huile + un peu pour le moule
25 cl de lait

1 Mélangez les farines avec la levure. Dans un autre récipient, battez l'œuf en omelette, puis ajoutez l'huile et le lait. Ajoutez le mélange de farines sans cesser de remuer jusqu'à obtenir une pâte homogène. Laissez reposer 1 h au frais.

2 Faites chauffer un gaufrier. Déposez une petite louche de pâte sur chaque empreinte, puis fermez le gaufrier et faites-cuire quelques minutes selon les indications de la machine.

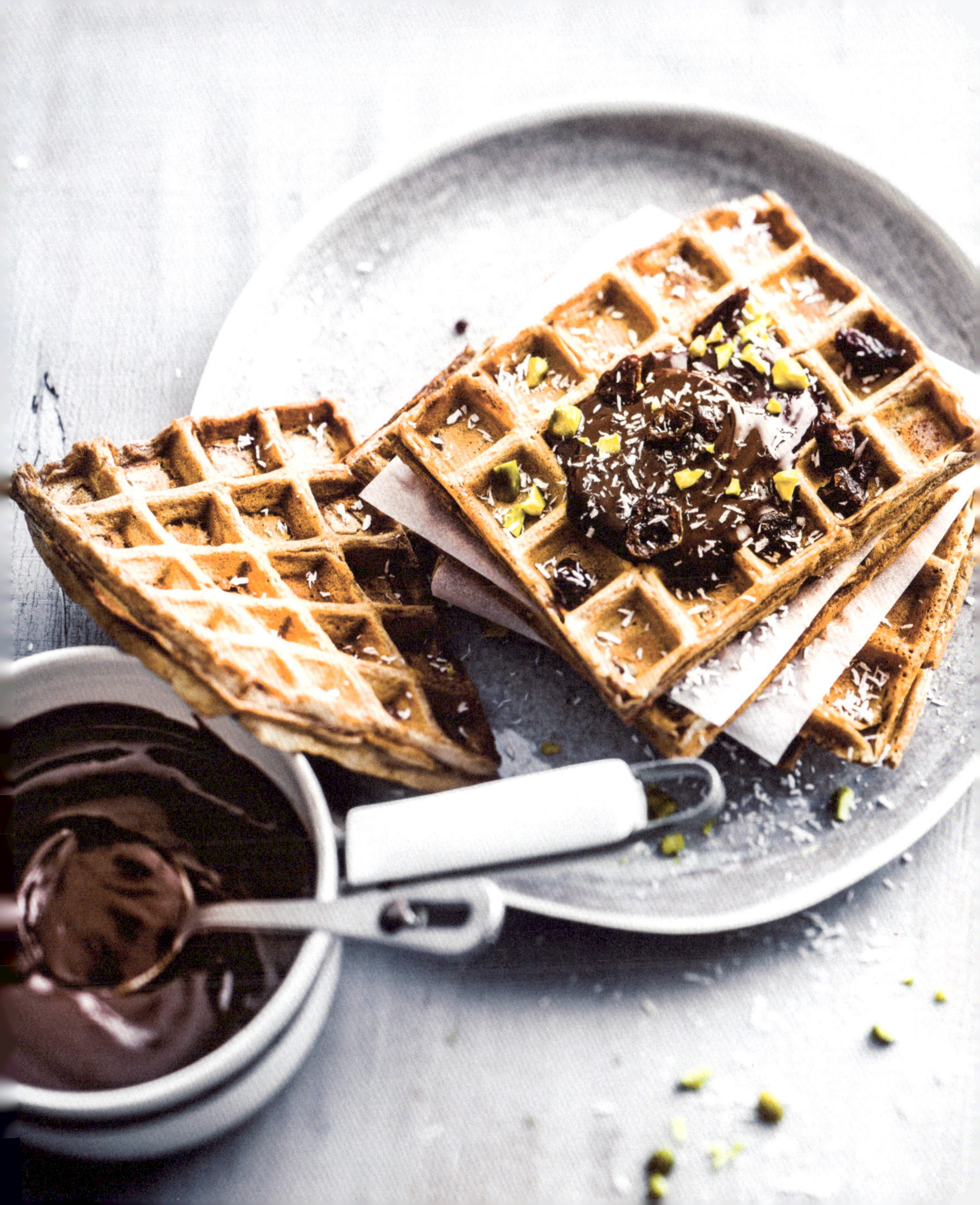

MADELEINES AU MIEL

POUR 20 MADELEINES

Préparation : 10 min
Cuisson : 10 min

3 œufs
120 g de miel
100 g de beurre fondu
150 g de farine
1/2 sachet de levure chimique
1 pincée de sel
le zeste de 1 citron non traité
1 c. à soupe d'eau de fleur d'oranger

1 Préchauffez le four à 210 °C. Fouettez les œufs avec le miel et le beurre. Incorporez la farine tamisée, la levure, le sel et le zeste de citron. Ajoutez l'eau de fleur d'oranger.

2 Remplissez des moules à madeleines beurrés à mi-hauteur. Enfournez 10 min en veillant à ce que les madeleines ne colorent pas trop.

EXPRESS

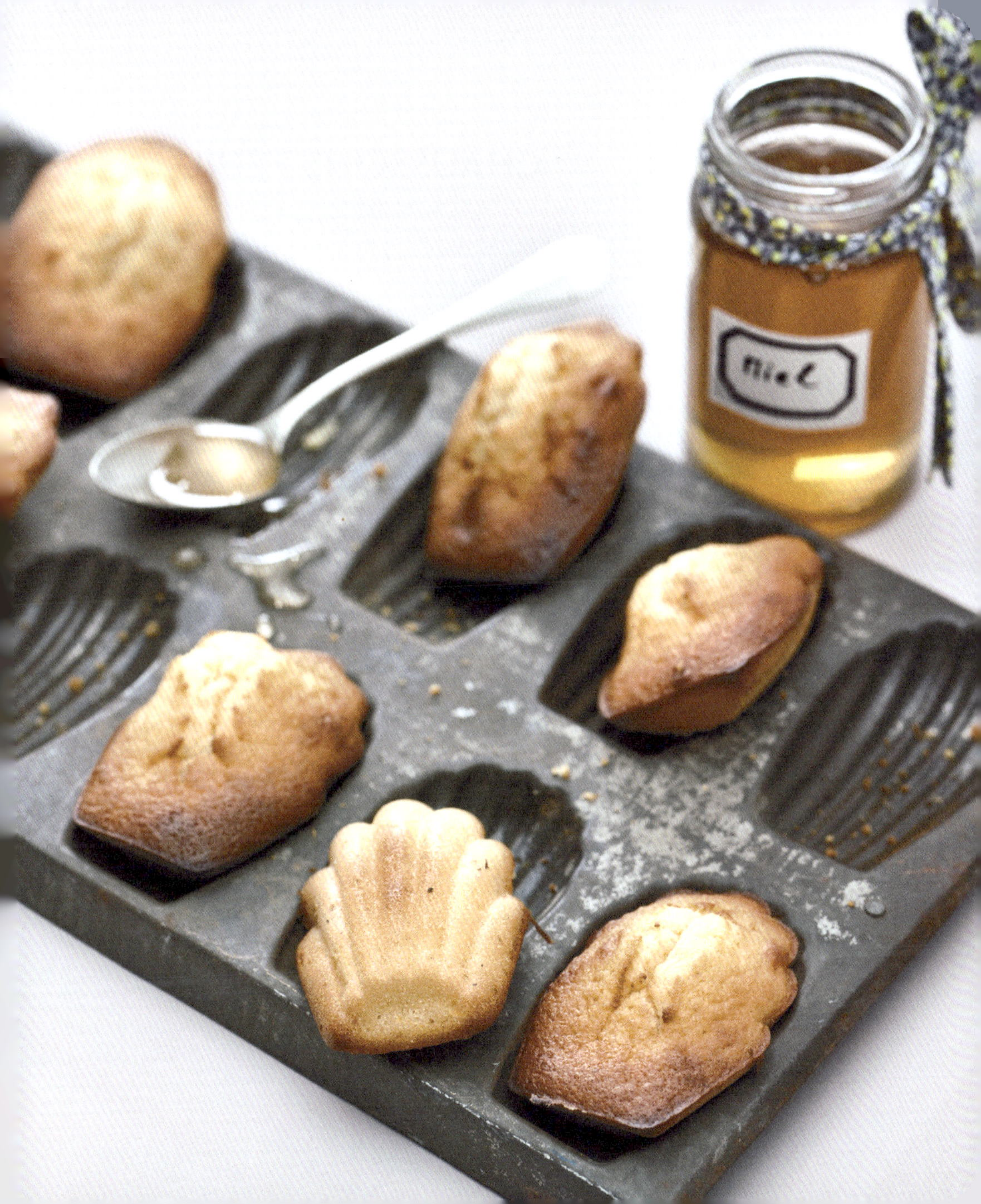
Miel

CHAUSSONS FEUILLETÉS POMMES-COING

POUR 9 CHAUSSONS

Préparation : 30 min
Cuisson : 1 h

1 coing coupé en 4
le jus de 1 citron
1 bâton de cannelle
2 clous de girofle
1 étoile de badiane
3 gousses de cardamome
2 petites pommes en dés
1/2 de c. à café de cannelle moulue
30 g de raisins secs
1 rouleau de pâte feuilletée
1 œuf

1 Retirez le cœur du coin et citronnez-le.

2 Portez 50 cl d'eau à ébullition. Ajoutez le reste du jus de citron, le bâton de cannelle, les clous de girofle, l'étoile de badiane et la cardamome. Ajoutez le coing et pochez-le 20 min. Égouttez-le.

3 Dans une casserole, placez les pommes, la cannelle moulue et les raisins secs. Portez sur feu doux et laissez cuire 20 à 25 min.

4 Mixez finement les pommes et le coing. Préchauffez le four à 180 °C.

5 Découpez 9 disques de pâte feuilletée d'environ 9 cm de diamètre. Déposez 1 cuillerée à soupe de compote sur chaque disque. Repliez-les, puis soudez les bords à l'aide d'une fourchette.

6 Badigeonnez d'œuf le dessus des chaussons. Tracez des croisillons avec la pointe d'un couteau. Déposez les chaussons sur une plaque à pâtisserie tapissée de papier sulfurisé et enfournez 15 à 20 min.

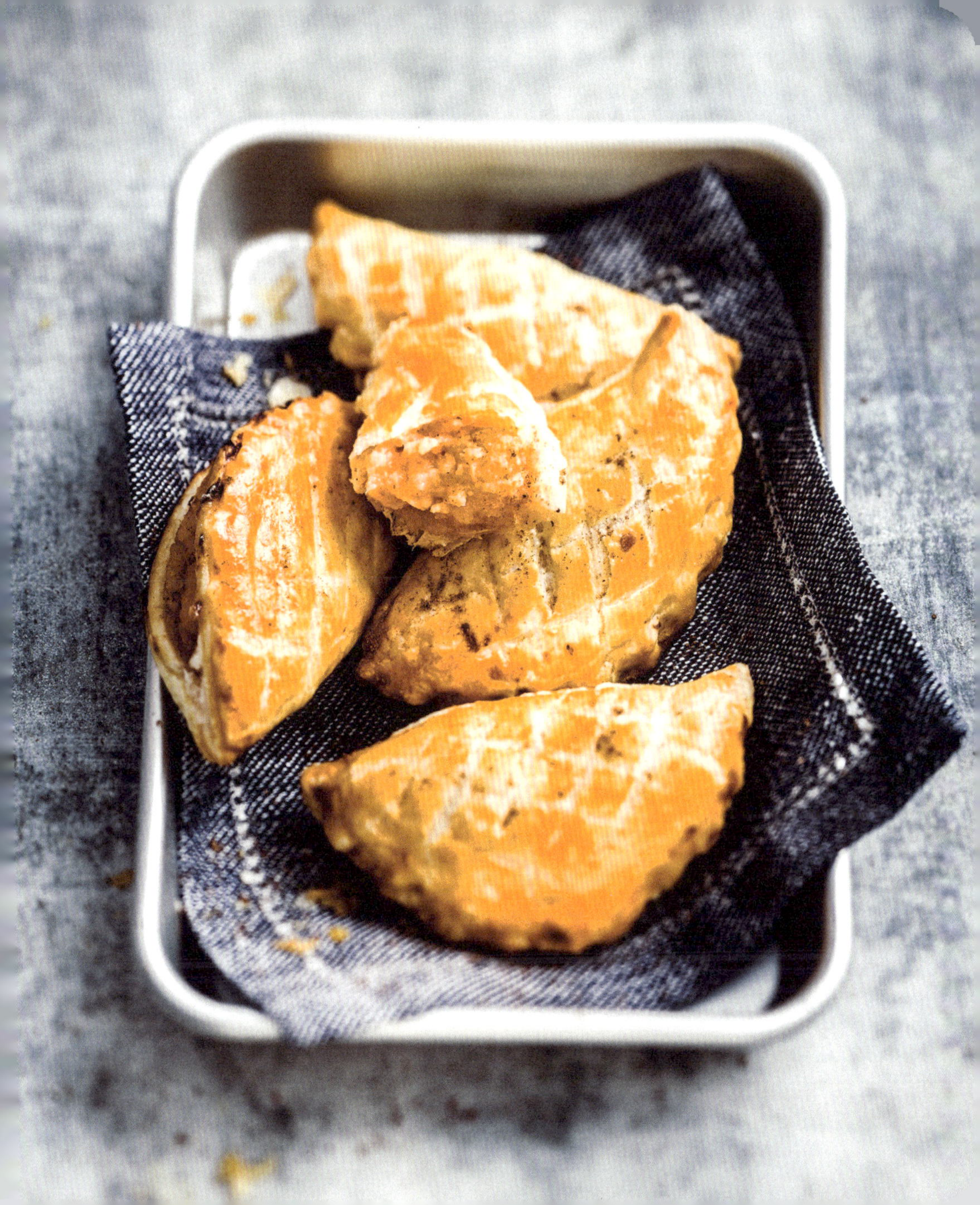

MOELLEUX AUX NOIX

POUR 8 MOELLEUX

Préparation : 10 min
Cuisson : 20 min

80 g de cerneaux de noix
15 g de farine de blé complète
3 c. à soupe de sirop d'agave
50 g de margarine végétale
à 50 % de MG
2 blancs d'œufs
1 pincée de sel

1 Préchauffez le four à 180 °C. Concassez les noix. Mélangez la farine, les noix, le sirop d'agave et la margarine fondue.

2 Battez les blancs d'œufs en neige ferme avec le sel et incorporez-les délicatement à la préparation.

3 Versez la pâte dans huit moules antiadhésifs de 8 x 3 cm et enfournez 20 min.

SANS LACTOSE

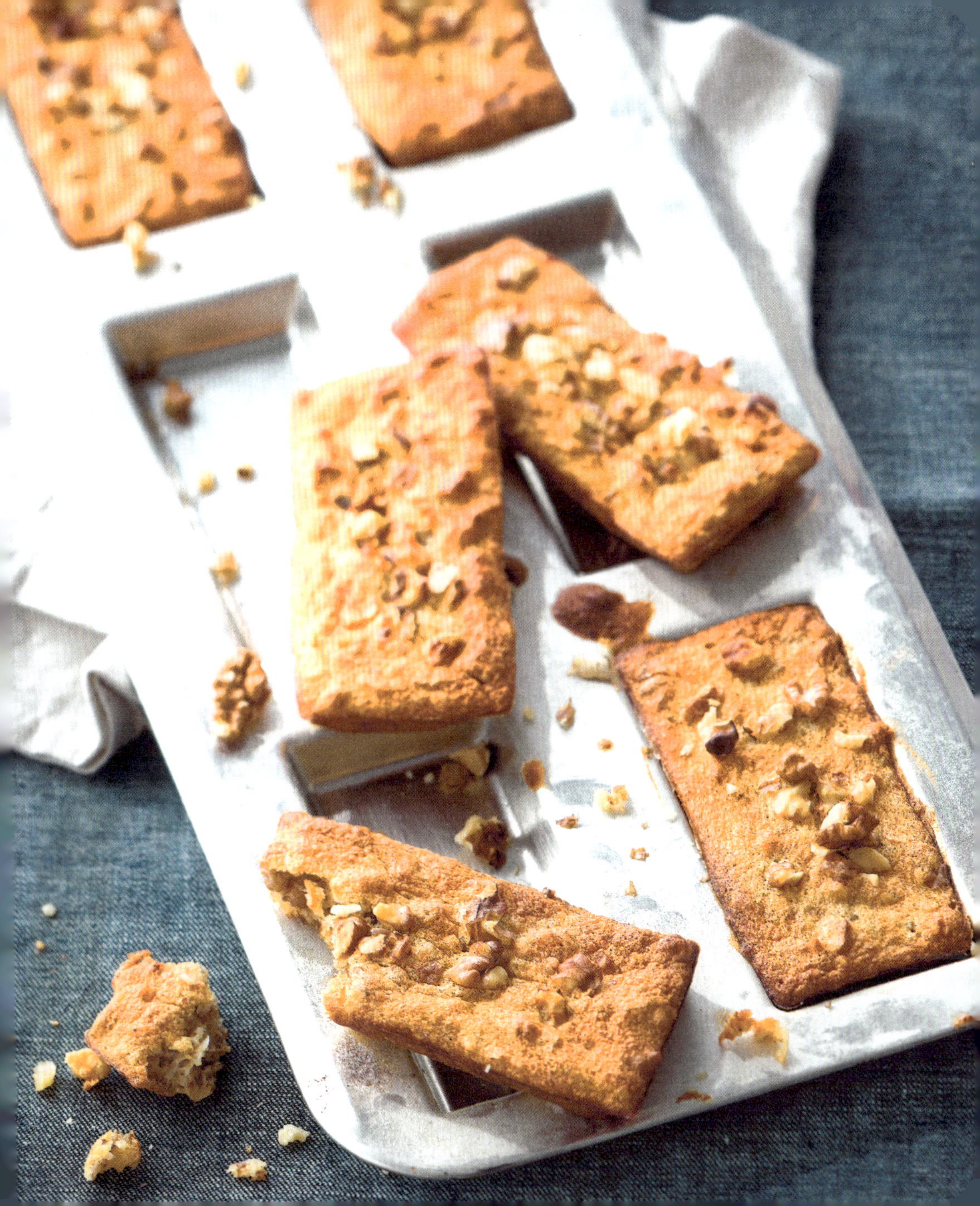

MOELLEUX POLENTA, FRAMBOISE-PAVOT

POUR 12 MOELLEUX

Préparation : 15 min
Cuisson : 25 min

100 g de polenta
50 g de fécule de maïs
1 sachet de levure chimique
1 c. à soupe de graines de pavot
3 œufs
60 g de beurre fondu
300 g de fromage blanc à 20 % de MG
10 c. à café de stévia
200 g de framboises

1 Préchauffez le four à 180 °C. Mélangez la polenta, la fécule, la levure et les graines de pavot.

2 Mélangez les œufs, le beurre et le fromage blanc. Ajoutez le mélange à base de polenta et de fécule à cette pâte. Incorporez la stévia et les framboises. Mélangez à nouveau délicatement afin de ne pas écraser les framboises.

3 Garnissez les alvéoles d'un moule à muffins de caissettes en papier, puis remplissez celles-ci de pâte. Enfournez 25 min.

SANS GLUTEN

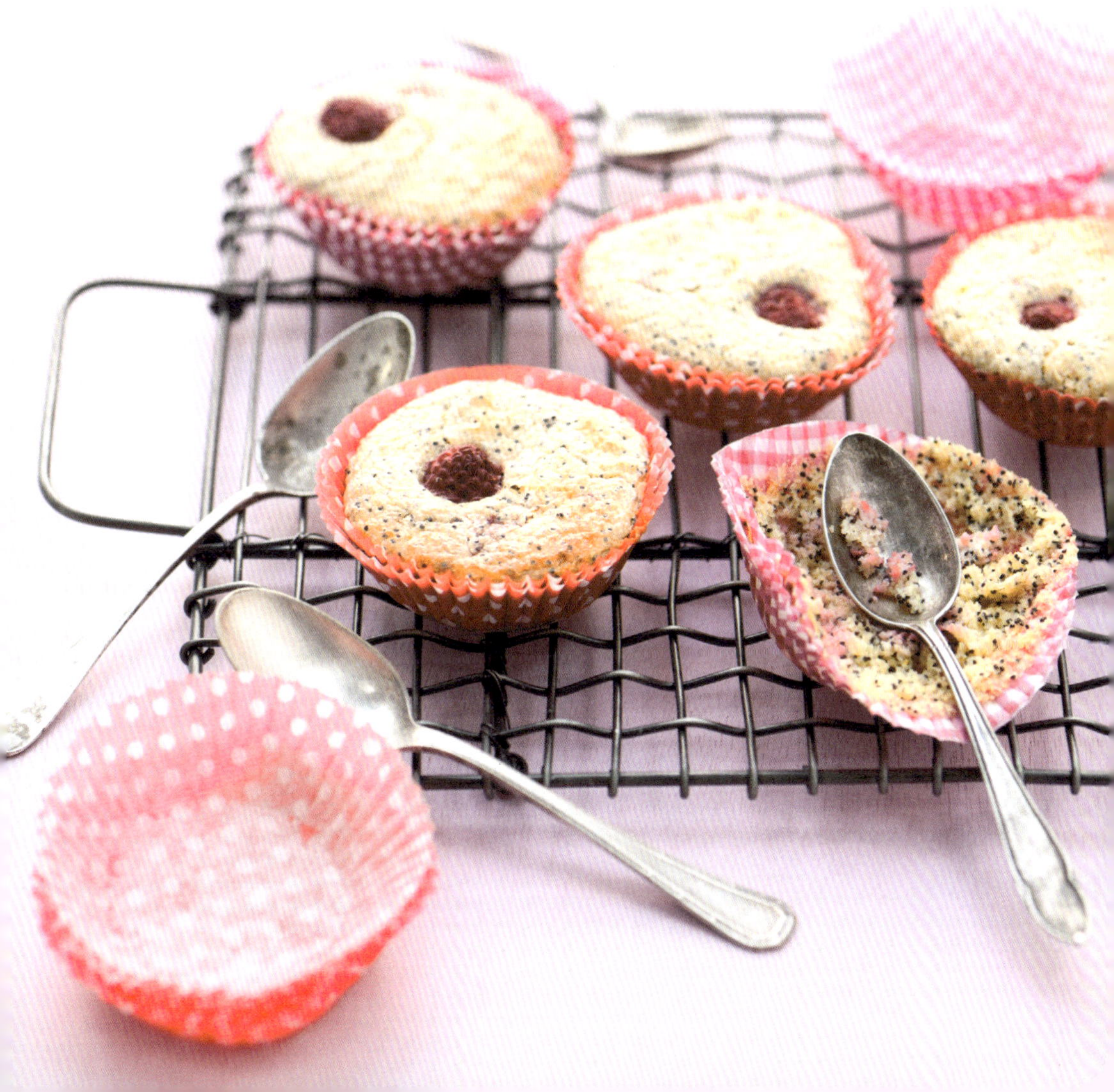

PETITS GÂTEAUX CHOCOLAT-VANILLE

POUR 6 À 8 PETITS GÂTEAUX

Préparation : 15 min
Cuisson : 15 min

3 œufs
1 gousse de vanille
130 g d'amandes en poudre
60 g de farine
2 pincées de sel fin
1 sachet de levure chimique
150 g de sirop de pomme
(voir p. 168)
100 g de beurre fondu
10 g de cacao
un peu de beurre pour le moule

1 Montez les blancs d'œufs en neige.

2 Mélangez la poudre d'amandes, la farine, le sel et la levure. Ajoutez les jaunes d'œufs, le sirop de pomme et le beurre. Incorporez délicatement les blancs en neige.

3 Divisez la pâte en 2 parts égales. Dans l'une, ajoutez les graines de vanille et dans l'autre, le cacao. Préchauffez le four à 180 °C.

4 Versez la pâte dans des moules individuels préalablement beurrés. Enfournez 15 min.

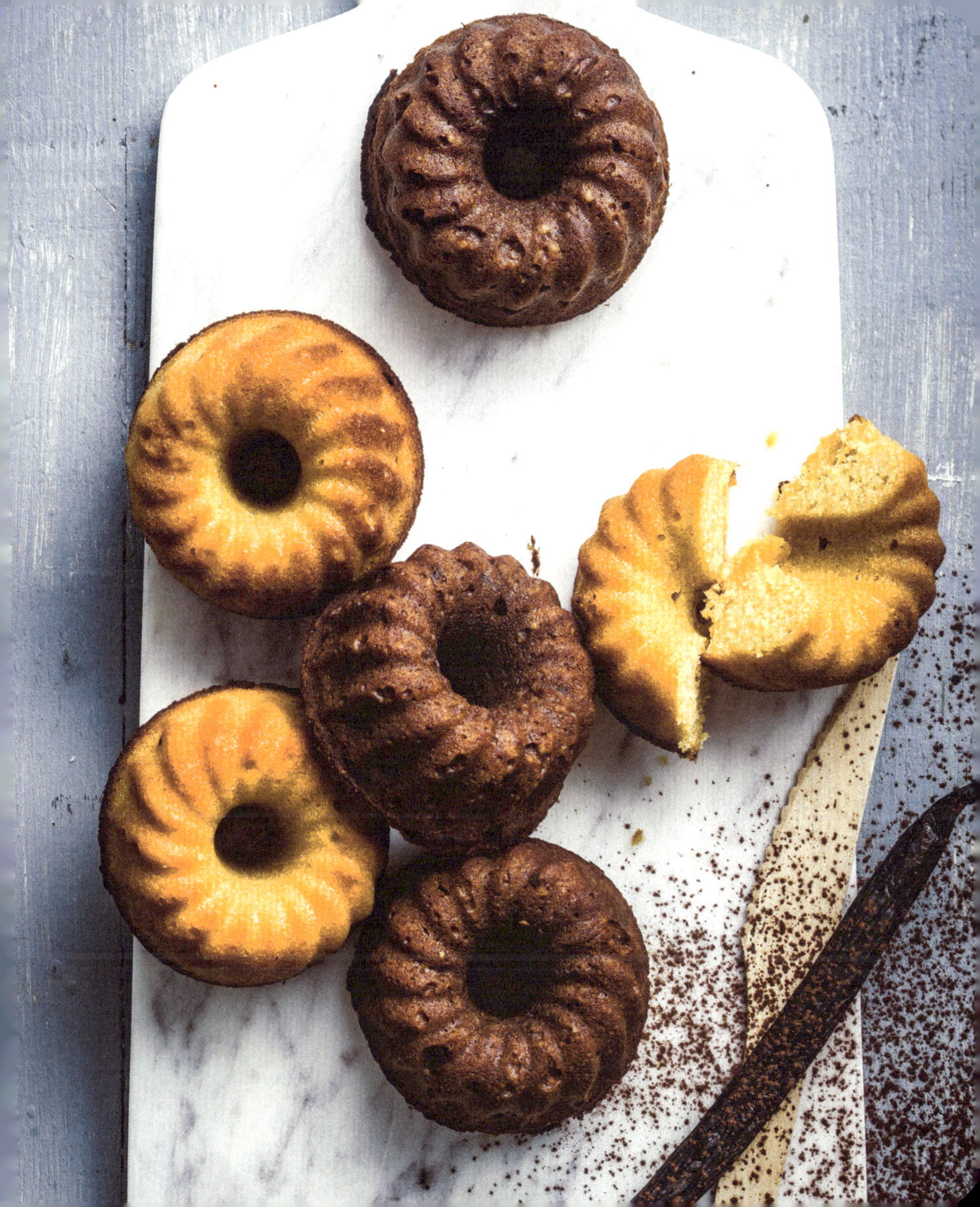

PAIN PERDU
AU LAIT DE COCO

POUR 4 PERSONNES

Préparation : 10 min
Trempage : 1 h
Cuisson : 5 min

50 cl de lait de coco
1 c. à café d'épices à pain d'épices
1 gousse de vanille
2 œufs
4 tranches de pain de campagne
20 g de beurre
4 c. à soupe de caramel de pomme (voir p. 168)

1 Dans un récipient peu profond, placez le lait de coco, les épices et les œufs battus en omelette. Mélangez bien.

2 Ajoutez les tranches de pain et laissez-les s'imbiber de liquide 1 h.

3 Égouttez le pain. Faites fondre le beurre et le caramel dans une grande poêle. Ajoutez le pain et faites-le dorer à feu modéré 3 à 4 min de chaque côté.

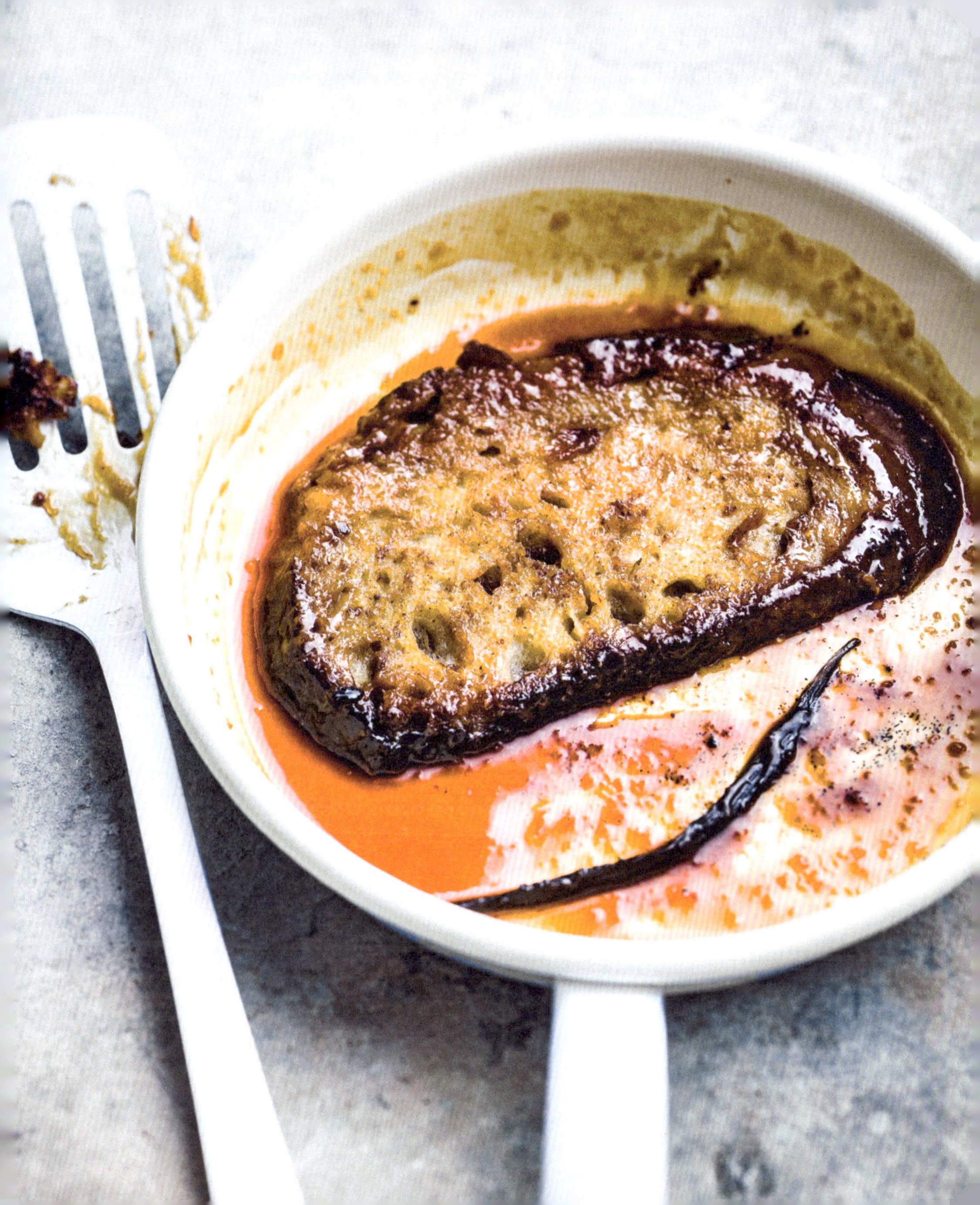

NEMS BANANE-CHOCOLAT

POUR 6 NEMS

Préparation : 20 min
Cuisson : 25 à 30 min

5 bananes en rondelles
30 g de chocolat à 90 % de cacao concassé
le jus d'1/2 citron
1 gousse de vanille
20 g de beurre fondu
6 feuilles de brick

1 Dans une casserole, faites cuire les bananes 15 à 20 min avec le jus de citron et les graines de vanille. Laissez refroidir (la purée obtenue doit être assez sèche pour ne pas détremper les feuilles de brick).

2 Préchauffez le four à 200 °C. À l'aide d'un pinceau, beurrez les deux côtés de chaque feuille de brick.

3 Déposez 1 grosse cuillerée à soupe de purée de bananes à 3 cm du bas de chaque feuille de brick. Ajoutez quelques pépites de chocolat. Repliez la partie inférieure de la feuille de brick sur la purée. Repliez les côtés vers le centre et roulez le nem sur lui-même.

4 Déposez les nems jointure en dessous sur une plaque à pâtisserie tapissée de papier sulfurisé. Enfournez 10 min en surveillant.

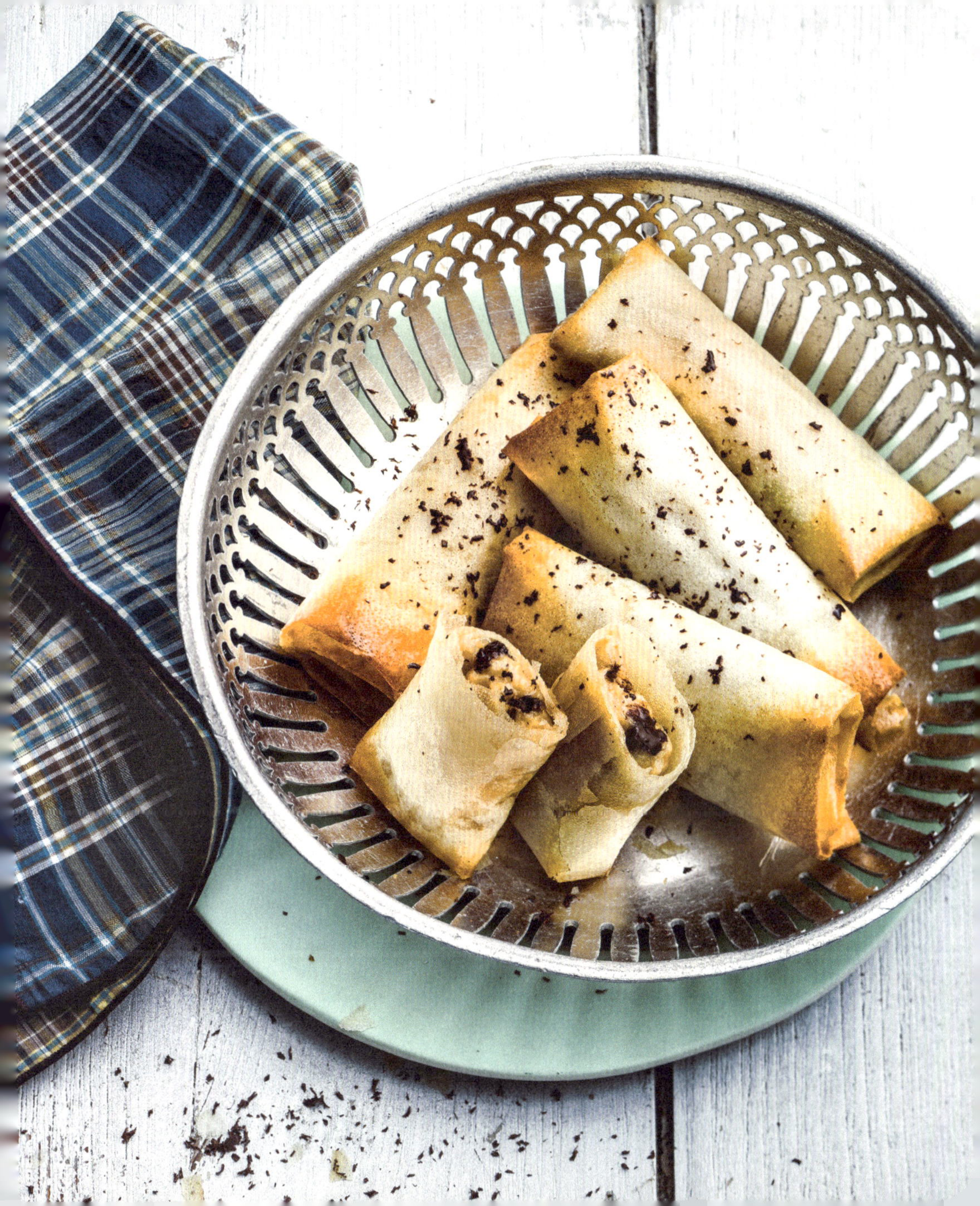

ROCHERS COCO

POUR 6 PERSONNES

Préparation : 10 min
Cuisson : 15 min

180 g de noix de coco râpée
3 blancs d'œufs
75 g de sirop d'agave
1 pincée de sel

1 Préchauffez le four à 180 °C. Mélangez tous les ingrédients, puis formez 24 petites boules entre les paumes.

2 Déposez-les sur la plaque du four recouverte de papier sulfurisé et enfournez 15 min.

SANS LACTOSE

SANS GLUTEN

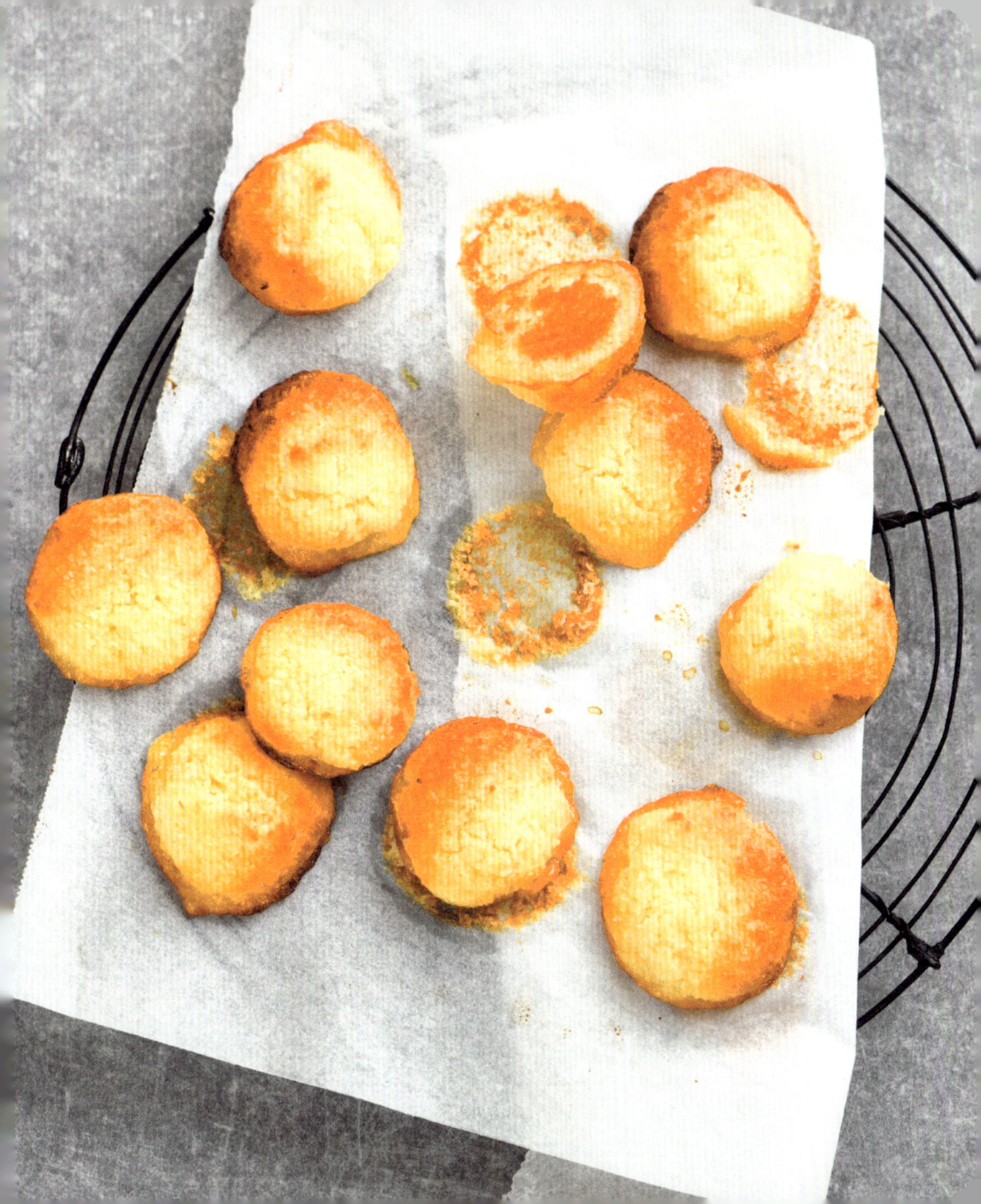

SACRISTAINS GÉANTS

POUR 12 SACRISTAINS

Préparation : 5 min
Cuisson : 15 min

1 rouleau de pâte feuilletée
100 g de confiture de framboises (voir p. 170)
15 g de grué de cacao
1 jaune d'œuf

1 Préchauffez le four à 180 °C. Étalez la pâte et recouvrez-la de confiture de framboises et de grué de cacao.

2 Découpez des bandelettes de pâte d'environ 2 cm de largeur. Déposez-les au fur et à mesure sur une plaque à pâtisserie tapissée de papier sulfurisé, en façonnant des spirales.

3 Dorez la pâte au jaune d'œuf. Enfournez 15 min.

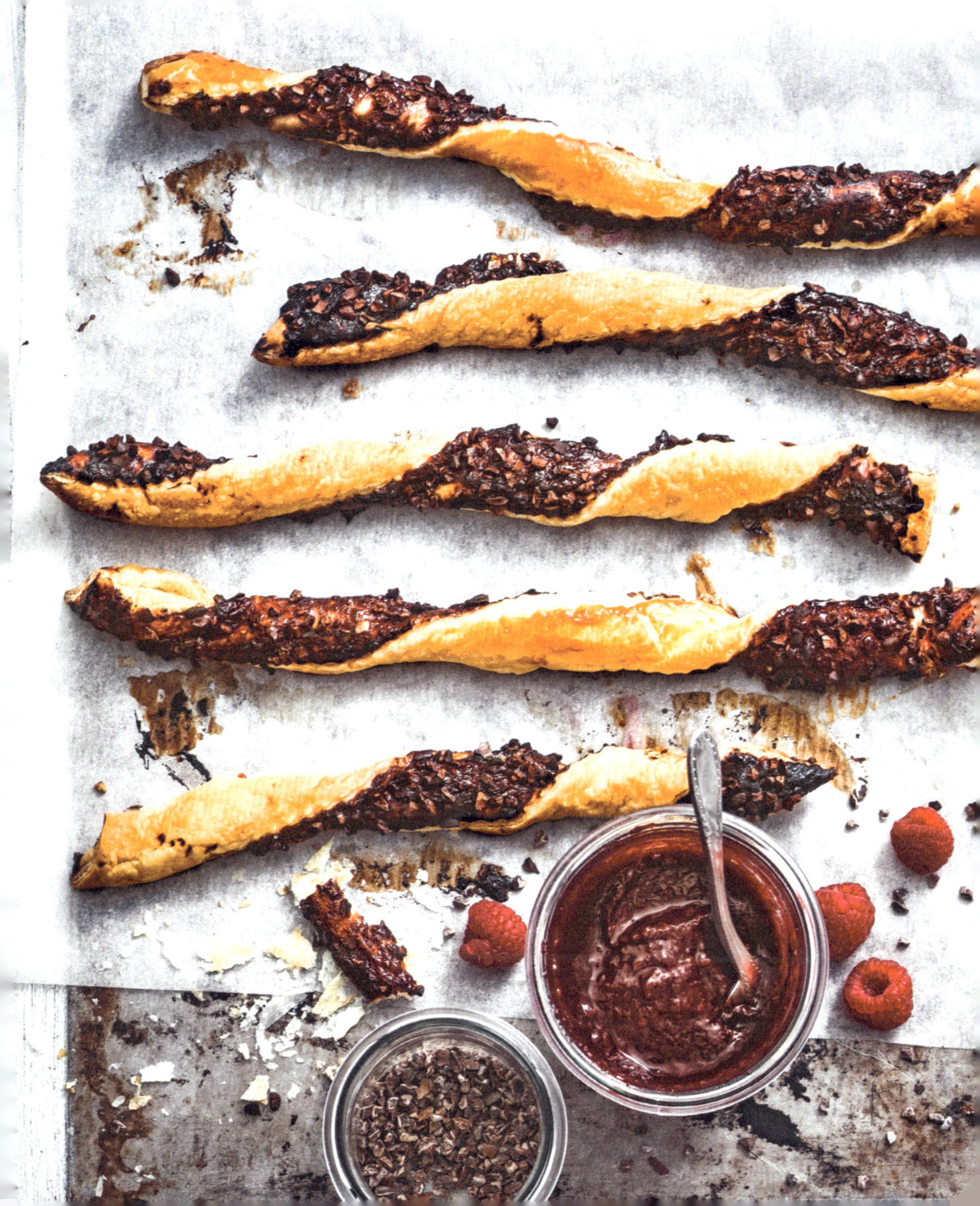

PALETS À LA COCO

POUR 20 PALETS

Préparation : 10 min
Cuisson : 15 min

125 g de beurre mou
10 c. à soupe de sirop d'agave
1 œuf
100 g de farine de blé
75 g de farine de coco
1 c. à café de bicarbonate de soude
3 c. à soupe de sésame noir

1 Préchauffez le four à la 180 °C. Mélangez le beurre et le sirop d'agave. Ajoutez l'œuf, la farine de blé et la farine de coco, le bicarbonate de soude et le sésame noir.

2 Étalez la pâte au rouleau et découpez-la en 20 disques à l'aide d'un emporte-pièce.

3 Tapissez une plaque à pâtisserie de papier sulfurisé et déposez-y les palets. Enfournez 15 min.

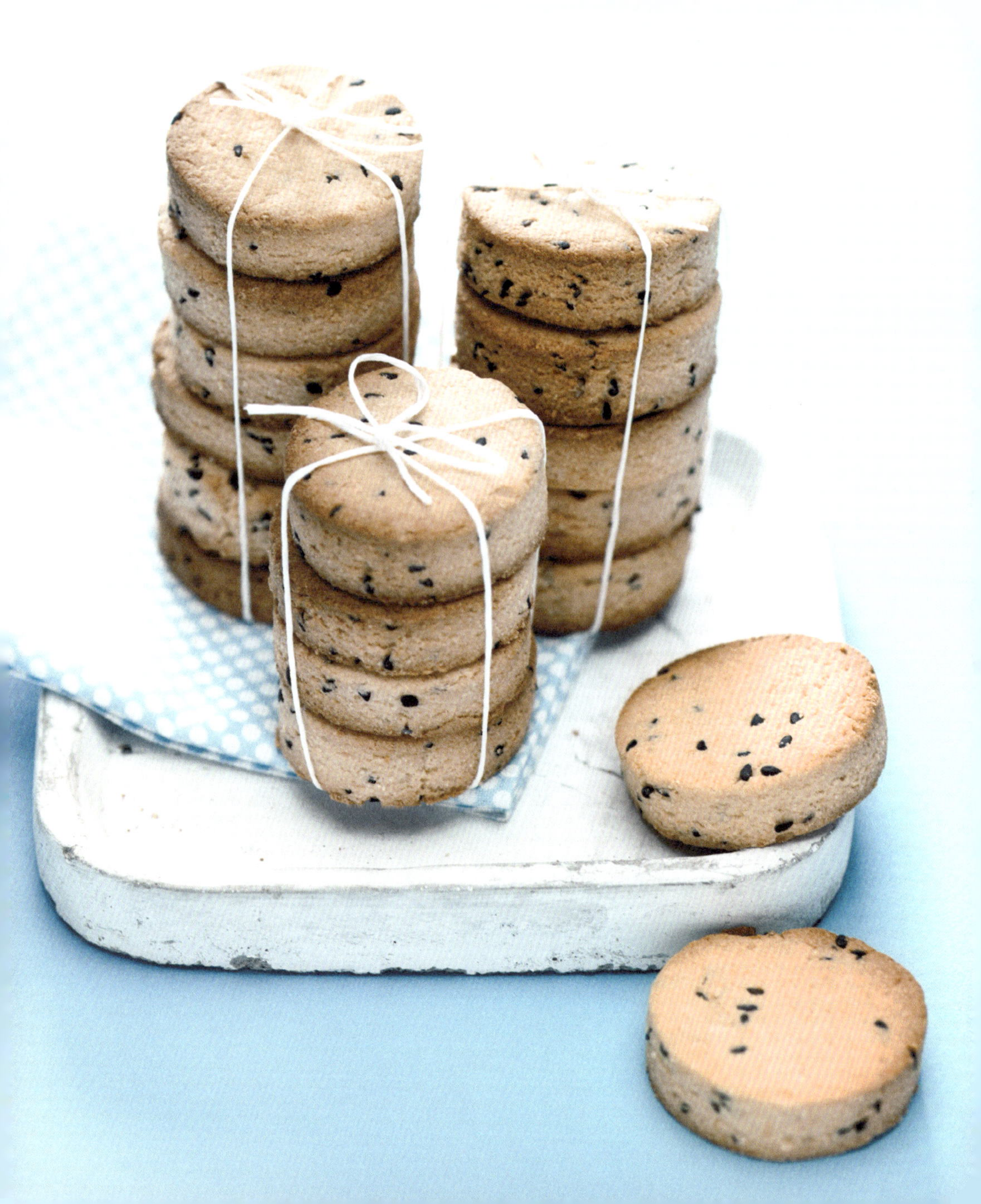

BARRES DE CÉRÉALES

POUR 10 BARRES

Préparation : 10 min
Cuisson : 20 min

80 g d'abricots secs moelleux
50 g d'amandes effilées
250 g de flocons d'avoine
100 g de pétales de sarrasin
50 g de quinoa soufflé
1/2 c. à café de vanille en poudre
150 g de noisettes concassées
30 g de grué de cacao
80 g de beurre demi-sel fondu
4 c. à soupe d'huile de tournesol
80 g de miel

1 Préchauffez le four à 180 °C. Mélangez les abricots avec les amandes, les céréales, la vanille en poudre, les noisettes et le grué de cacao.

2 Mélangez le beurre avec l'huile de tournesol et le miel. Versez le tout sur les céréales et mélangez.

3 Versez la préparation dans un moule carré ou rectangulaire. Étalez-la sur une épaisseur de 2 cm et enfournez 18 min.

4 À la sortie du four, laissez refroidir avant de découper en barres.

SANS GLUTEN

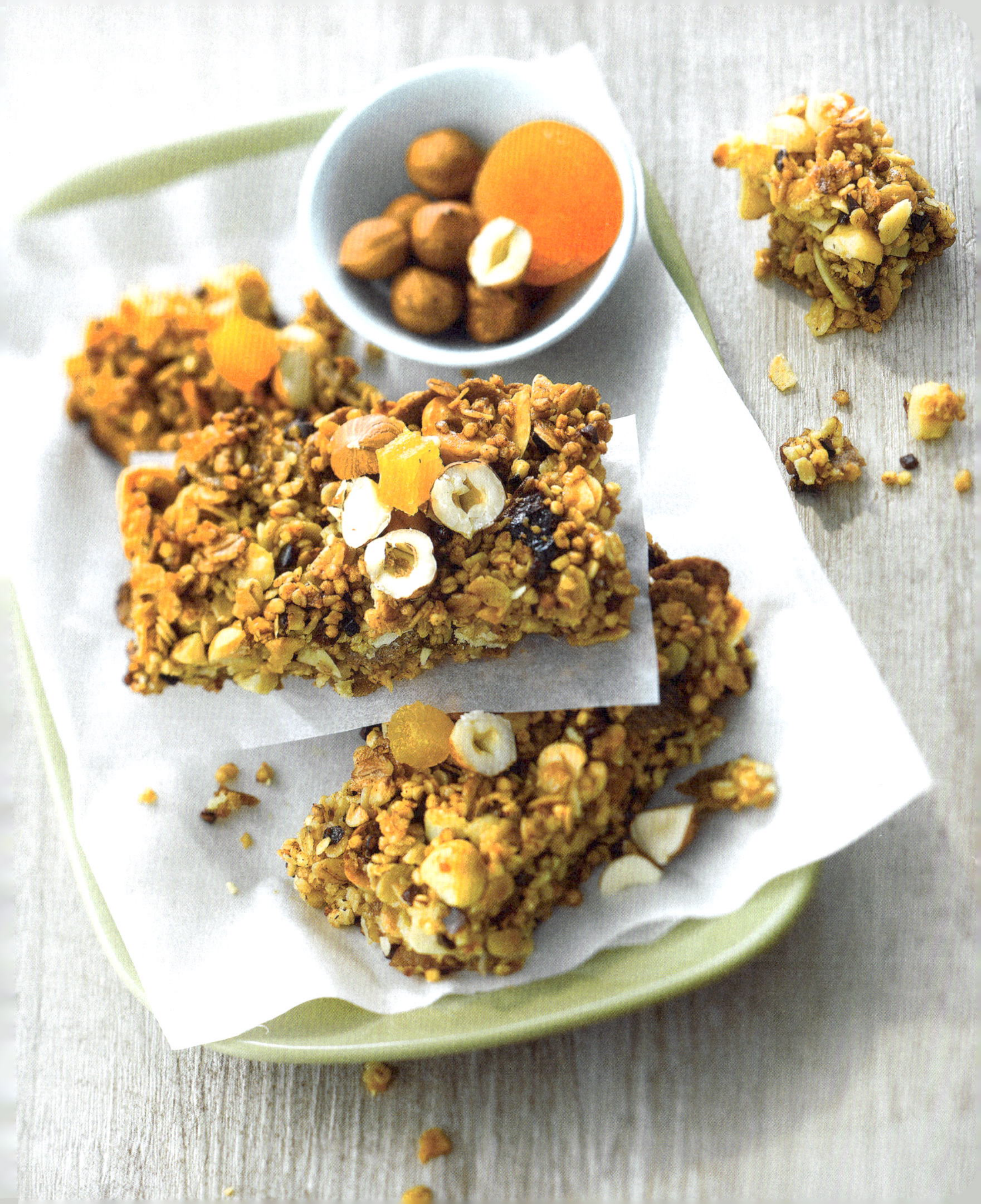

QUINOA SOUFFLÉ PISTACHES-CHOCOLAT

POUR 20 CARRÉS

Préparation : 10 min
Cuisson : 5 min
Repos : 1 h 15

110 g de beurre de cacahuète non sucré
100 g de quinoa soufflé
160 g de miel
40 g de beurre demi-sel

POUR LE GLAÇAGE

100 g de chocolat noir
1 belle poignée de pistaches

1 Faites fondre le beurre de cacahuète, le miel et le beurre au bain-marie. Quand le mélange est homogène, ôtez du feu et ajoutez le quinoa soufflé. Enrobez-le bien et versez la préparation dans un moule carré ou rectangulaire couvert de papier sulfurisé. Entreposez 15 min au congélateur.

2 Faites fondre le chocolat au bain-marie et concassez grossièrement les pistaches.

3 Sortez le moule du congélateur et nappez généreusement de chocolat. Parsemez de pistaches et réservez 1 h au réfrigérateur avant de découper en carrés.

SANS GLUTEN

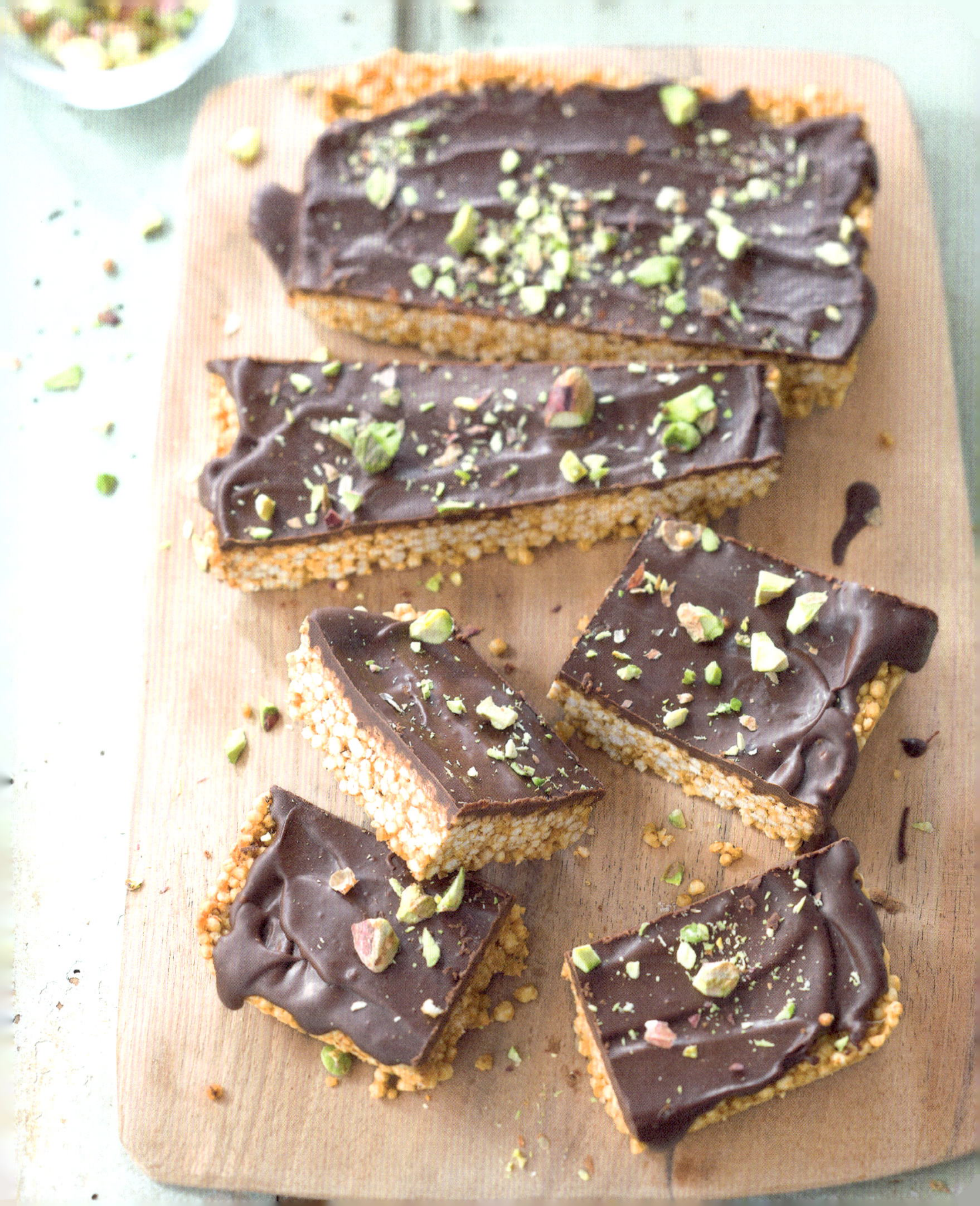

CHOCO-MATCHA À BOIRE

POUR 2 CHOCO-MATCHA

Préparation : 10 min
Cuisson : 2 ou 3 min

50 cl de boisson végétale
60 g de cacao cru en poudre (ou de cacao classique non sucré)
10 g de thé matcha en poudre
60 g de purée d'amande blanche
130 à 150 g de sirop d'agave
1 pincée de vanille en poudre

Faites tiédir la boisson végétale dans une casserole, puis ajoutez tous les autres ingrédients. Fouettez jusqu'à obtenir une boisson bien lisse et homogène.

SANS LACTOSE

SANS GLUTEN

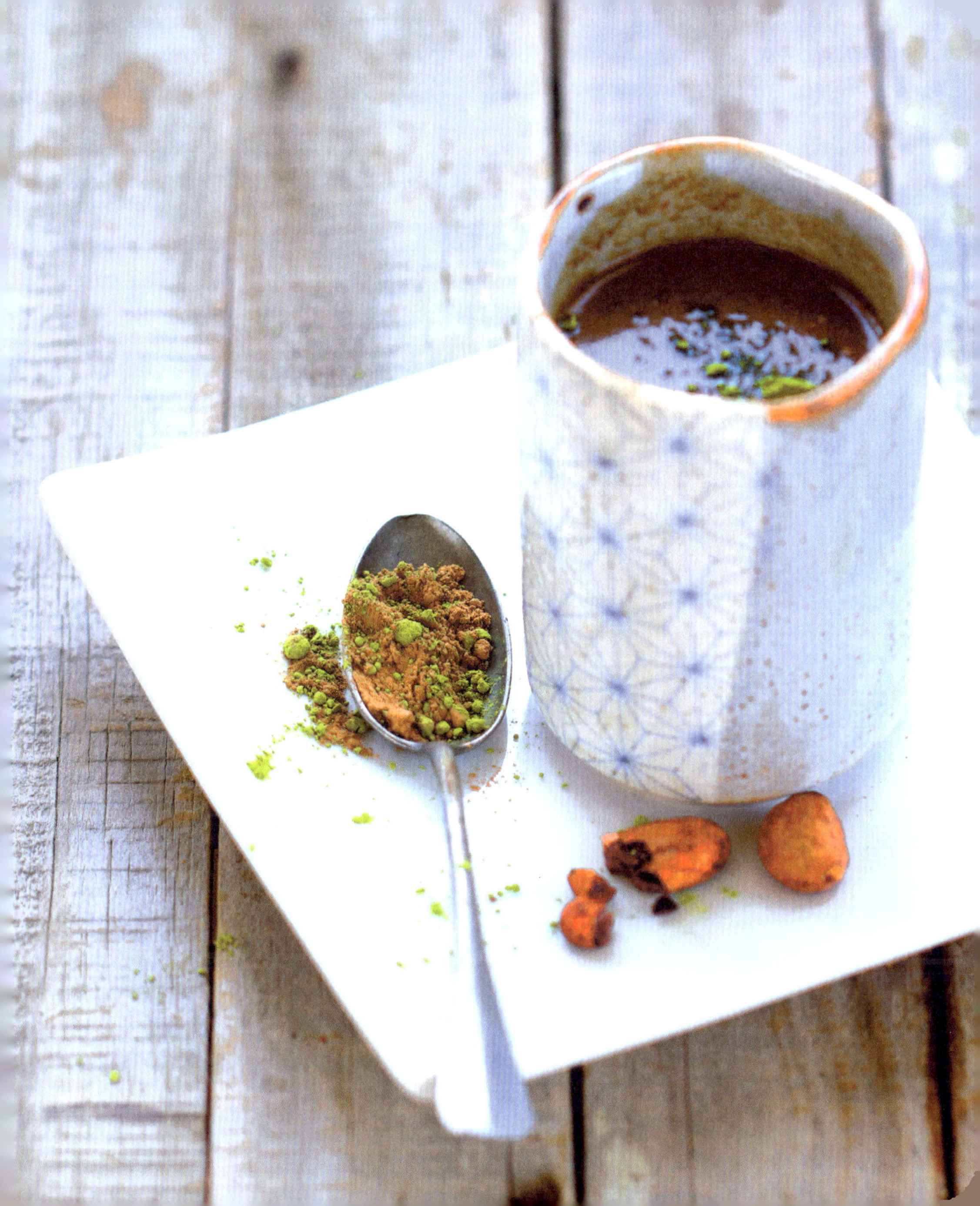

SMOOTHIE BOOST BANANE-GINGEMBRE

POUR 2 SMOOTHIES

Préparation : 5 min

2 bananes en morceaux
100 g de purée d'açaï
1 c. à soupe rase de gingembre en poudre
10 cl de lait de coco

Déposez les morceaux de banane dans le bol d'un blender avec la purée d'açaï, le gingembre, le lait de coco et 30 cl d'eau. Mixez 3 min, jusqu'à ce que le mélange soit homogène. Ajoutez un peu d'eau si besoin.

SANS LACTOSE

SANS GLUTEN

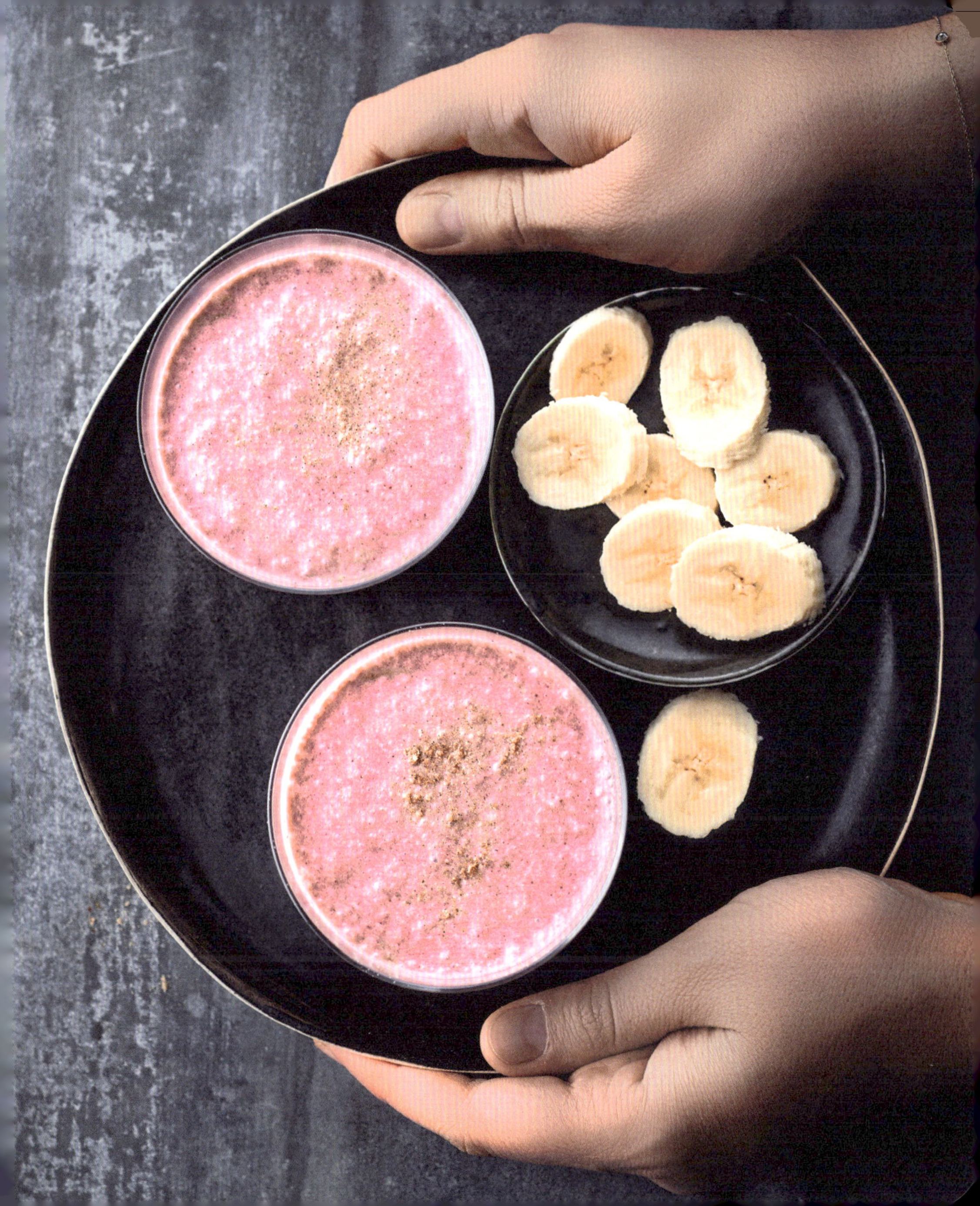

LASSI
À LA MANGUE

POUR 4 VERRES

Préparation : 5 min
Repos : 2 h

2 yaourts nature
2 mangues
10 cl de lait
2 gousses de cardamome verte
2 c. à soupe de noix
de coco râpée

1 Récupérez les graines de cardamome. Mixez tous les ingrédients (sauf la noix de coco). Réservez 2 h au réfrigérateur.

2 Parsemez de noix de coco et servez très frais.

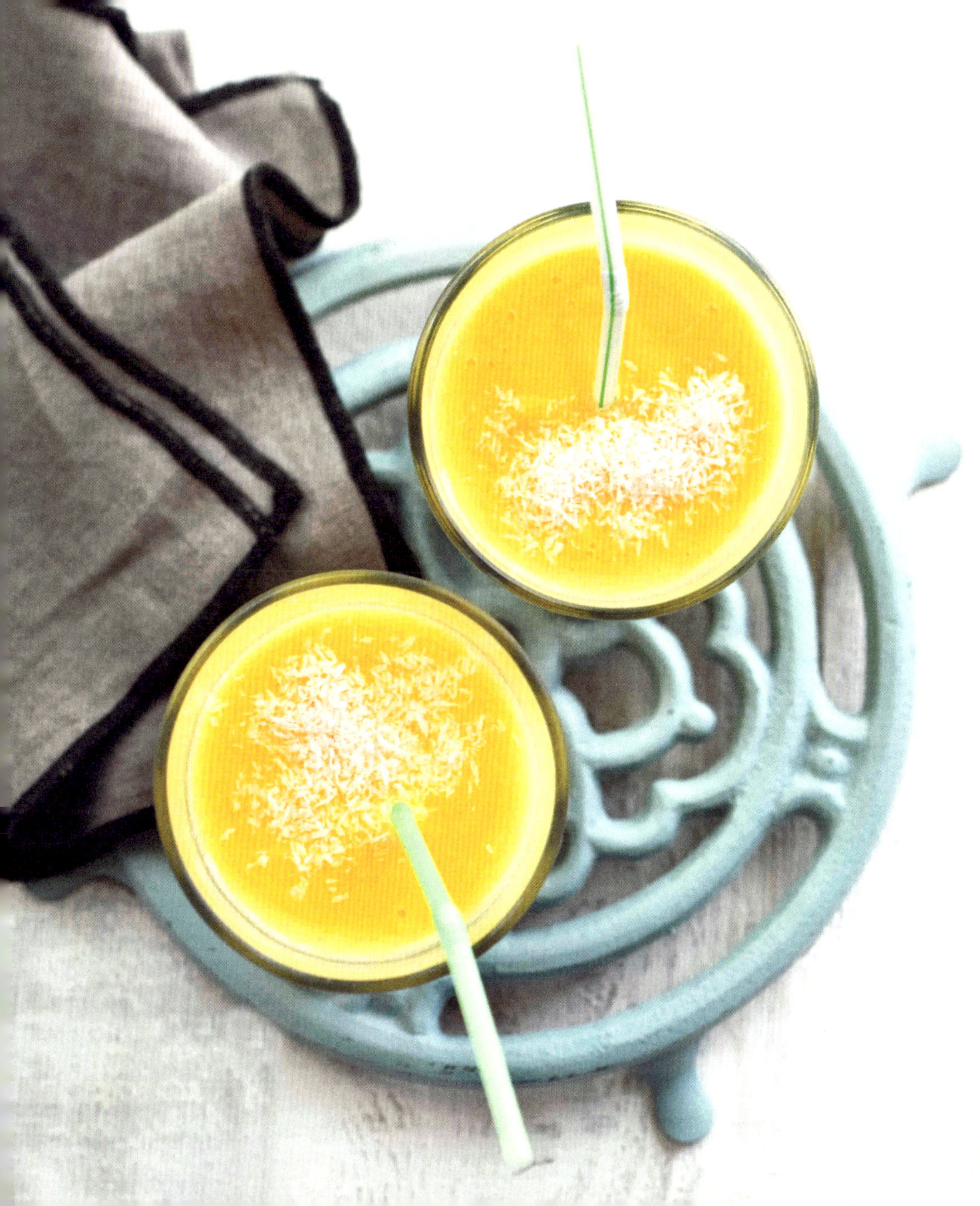

BOISSON VITAMINÉE À LA FRAISE

POUR 2 VERRES

Préparation : 5 min

8 fraises
25 cl d'eau pétillante type Vichy Célestins
2 c. à soupe d'eau de fleur d'oranger
1 c. à soupe de zestes d'orange
10 g de sirop d'agave
6 glaçons

Mixez les fraises avec 25 cl d'eau pétillante. Ajoutez l'eau de fleur d'oranger, les zestes d'orange et le sirop d'agave. Mélangez. Ajoutez les glaçons et servez aussitôt.

EXPRESS

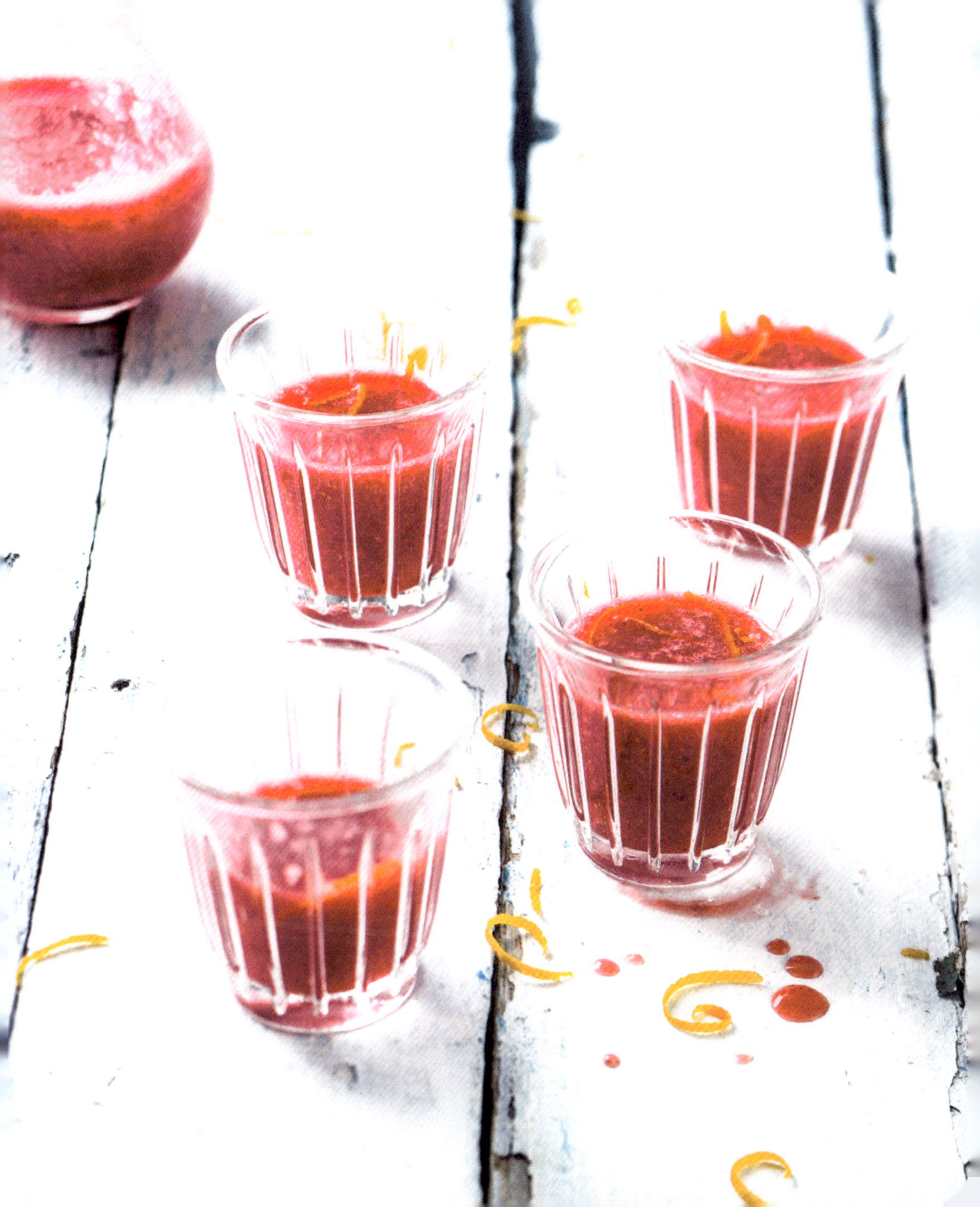

THÉ FRAMBOISÉ GLACÉ

POUR 1 VERRE

Préparation : 5 min
Repos : 15 min

1 c. à soupe de thé Earl Grey
60 g de framboises
10 g de sirop d'agave
3 glaçons

1 Portez 25 cl d'eau à ébullition. Versez-la sur le thé (placé dans une boule à thé) et laissez infuser 3 à 5 min.

2 Mélangez les framboises et le sirop d'agave puis versez le thé infusé dessus. Laissez refroidir 15 min et placez au frais.

3 Filtrez avant de servir avec des glaçons.

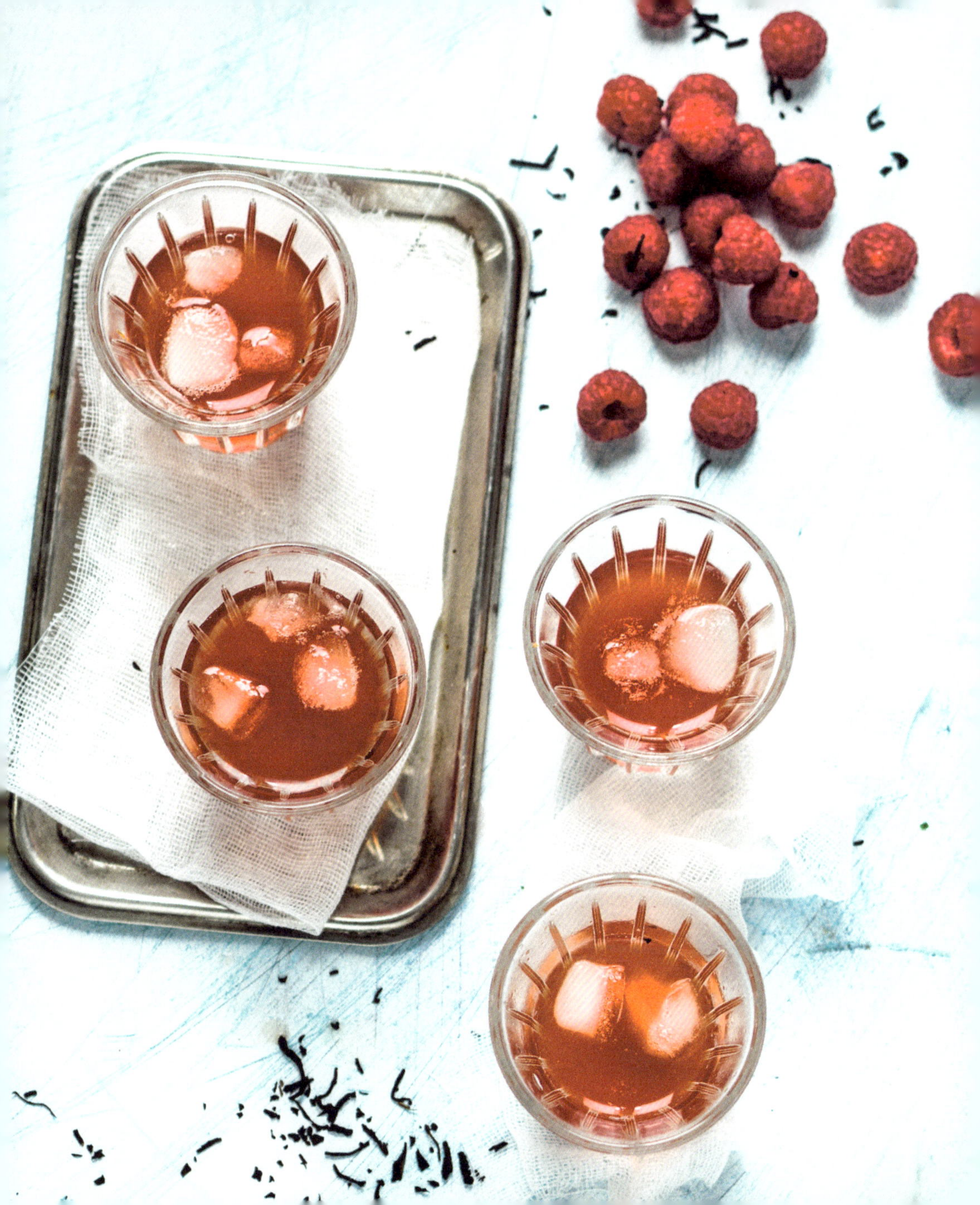

INDEX DES RECETTES PAR ORDRE ALPHABÉTIQUE

TABLE DES ÉQUIVALENCES FRANCE-CANADA

Poids	55 g	100 g	150 g	200 g	250 g	300 g	500 g	750 g	1 kg
	2 onces	3,5 onces	5 onces	7 onces	9 onces	11 onces	18 onces	27 onces	36 onces

Ces équivalences permettent de calculer le poids à quelques grammes près (en réalité, 1 once = 28 g).

Capacités	5 cl	10 cl	15 cl	20 cl	25 cl	50 cl	75 cl
	2 onces	3,5 onces	5 onces	7 onces	9 onces	17 onces	26 onces

Pour faciliter la mesure des capacités, une tasse équivaut ici à 25 cl (en réalité, 1 tasse = 8 onces = 23 cl).

Crédits des recettes
© Larousse, Catherine Conan : 6, 8, 10, 14, 16, 24, 30, 38, 40, 42, 46, 48, 50, 52, 74, 78, 80, 90, 94, 100, 104, 108, 110, 120, 122, 132, 134, 136, 172, 184, 210, 212 ; © Larousse, Sophie Dupuis-Gaulier : 12, 18, 20, 28, 36, 56, 62, 70, 74, 82, 88, 96, 102, 106, 116, 138, 152, 158, 162, 164, 166, 168, 170, 178, 180, 182, 186, 188, 190, 192, 196, 198 ; © Larousse, Julie Soucail : 22, 176 ; © Larousse, Ellen Frémont : 26, 34, 98, 128, 154, 156, 204 ; © Larousse, Noémie Strouk : 32, 58, 60, 64, 66, 112, 140, 142, 194, 202, 208 ; © Larousse, Béatrice Vigot-Lagandré : 54 ; © Larousse, Isabelle Guerre : 68 ; © Larousse, Séverine Augé : 72, 130 ; © Larousse, Pauline Dubois : 84, 86 ; © Larousse, Marine Durand : 114 ; © Larousse, Bérengère Abraham : 118 ; © Larousse, Corinne Jausseran : 124, 160 ; © Larousse, Valéry Drouet : 126 ; © Larousse, Quitterie Pasquesoone : 146, 148, 150 ; © Larousse, Coralie Ferreira : 200, 206.

Crédits des photographies
© Larousse, Delphine Constantini : 6, 8, 10, 30, 42, 46, 48, 52, 54, 118, 210, 212 ; © Larousse, Guillaume Czerw : 12, 20, 28, 36, 56, 62, 70, 74, 102, 106, 138, 152, 158, 162, 164, 166, 168, 170, 178, 182, 188, 190, 192, 196 ; © Larousse, Aline Princet : 14, 16, 24, 38, 40, 50, 68, 76, 90, 94, 104, 112, 120, 132, 142, 172, 184, 200, 202 ; © Larousse, Stéphane Bahic : 18, 82, 88, 96, 116, 180, 186, 198 ; © Larousse, Fabrice Veigas : 22, 84, 86, 144, 176 ; © Larousse, Ellen Frémont : 26, 34, 98, 128, 154, 156, 204 ; © Larousse, Olivier Ploton : 32, 58, 60, 64, 66, 140, 194, 208 ; © Larousse, Charly Deslandes : 72, 78,80, 100, 108, 110, 122, 130, 134, 136, 206 ; © Larousse, Caroline Faccioli : 124, 160 ; © Larousse, Pierre-Louis Viel : 126 ; © Larousse, Aurélie Jeannette : 146, 148, 150.

Direction de la publication : Isabelle Jeuge-Maynart et Ghislaine Stora
Direction éditoriale : Émilie Franc
Coordination éditoriale : Marion Dellapina
Couverture et création graphique : Valentine Antenni
Informatique éditoriale : Philippe Cazabet
Mise en pages : PAOistes

ISBN : 978-2-03-595989-8

Imprimé en Roumanie par G. CANALE & C SA
322627/02 - 11041088 - décembre 2019
Dépôt légal : janvier 2019